智慧急救

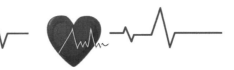

主编

王勇　雷行云　张进军

U0227051

学苑出版社

图书在版编目（CIP）数据

智慧急救 / 王勇，雷行云，张进军主编.—北京：
学苑出版社，2024.8.—ISBN 978-7-5077-6986-9

Ⅰ. R459.7

中国国家版本馆 CIP 数据核字第 2024R8Q117 号

责任编辑：战葆红

出版发行：学苑出版社

社　　　址：北京市丰台区南方庄 2 号院 1 号楼　　100079

邮政编码：100079

网　　　址：www.book001.com

电子邮箱：xueyuanpress@163.com

联系电话：010-67601101（营销部）010-67603091（总编室）

印　刷　厂：北京建宏印刷有限公司

开本尺寸：710 mm × 1000 mm　　1/16

印　　　张：18.75

字　　　数：250 千字

版　　　次：2024 年 8 月北京第 1 版

印　　　次：2024 年 8 月北京第 1 次印刷

定　　　价：88.00 元

编 委 会

李一霁　　　　　（宁波市急救中心）

廉惠欣　　　　　（北京急救中心）

林　玲　　　　　（中国医学科学院/北京协和医学院马克思主义学院
　　　　　　　　　人文和社会科学学院）

刘　欢　　　　　（中国医学科学院/北京协和医学院马克思主义学院
　　　　　　　　　人文和社会科学学院）

刘小龙　　　　　（北京急救中心）

刘知江　　　　　（成都市急救指挥中心）

罗春婷　　　　　（南宁急救医疗中心）

马　林　　　　　（成都市急救指挥中心）

牛升梅　　　　　（北京急救中心）

秦盼盼　　　　　（中国医学科学院医学信息研究所）

田思佳　　　　　（北京急救中心）

万艳丽　　　　　（中国医学科学院医学信息研究所）

王　可　　　　　（北京急救中心）

王　岩　　　　　（中国医学科学院医学信息研究所）

王　勇　　　　　（北京市红十字血液中心）

王天兵　　　　　（北京大学人民医院）

王颖帅　　　　　（中国医学科学院医学信息研究所）

谢莉琴　　　　　（中国医学科学院医学信息研究所）

杨　旭　　　　　（北京急救中心）

姚　敏　　　　　（南宁急救医疗中心）

余淑英　　　　　（北京急救中心）

袁海燕　　　　　（中国医学科学院/北京协和医学院马克思主义学院
　　　　　　　　　人文和社会科学学院）

张　涛　　　　　（北京急救中心）

张进军　　　　　（北京急救中心）

张莉娜　　　　　（北京急救中心）

张露茜　　　　　（北京急救中心）

张志锋　　　　　（上海市医疗急救中心）

郑　军　　　　　（北京急救中心）

朱　勇　　　　　（北京急救中心）

序一

健康是促进人的全面发展的必然要求，是经济社会发展的基础条件，是民族昌盛和国家富强的重要标志，也是广大人民群众的共同追求。党的十八大以来，以习近平同志为核心的党中央高度重视人民群众生命安全和身体健康，习近平总书记提出以人民为中心的发展思想，着力推动健康中国建设，把人民健康放在优先发展的战略地位，全方位、全周期保障人民健康。党的二十大报告强调，要"推进健康中国建设"，"把保障人民健康放在优先发展的战略位置，完善人民健康促进政策"。

院前医疗急救是卫生健康事业和应急管理体系的重要组成部分，在医疗急救、重大活动保障、突发公共事件紧急救援等方面发挥了重要作用，是人民群众生命健康保障的第一道屏障。全面贯彻落实新形势下卫生与健康工作方针，以提高人民健康水平为核心，满足人民群众对院前医疗急救的强烈需求，提高院前医疗急救服务能力，提高院前医疗急救质量与效率，促进院前医疗急救事业健康可持续发展，持续提升人民群众对医疗急救服务满意度，是今后一段时期摆在各级卫生健康行政管理部门面前的核心任务。

随着人工智能、大模型、5G通信、物联网等信息技术的不断应用，"数据要素×医疗健康""人工智能＋医疗健康"等创新模式为院前急救信息化高质量发展注入新的活力，成为培育发展卫生健康新质生产力的突破

1

口。充分发挥信息技术在院前急救事业发展中的促进作用，建立与院前急救事业发展相适应，满足人民群众生命健康需要，组织健全、架构先进、功能完善、技术领先、数据共享、服务创新的现代化院前医疗急救信息体系，实现高效准确的指挥调度、及时优质的院前医疗服务、全面迅速的应急处置和医疗保障、智慧科学的业务监管和决策支持，以信息化、数字化、智慧化建设全面引领院前急救事业发展，激发新活力、培育新动能、实现新突破。

本书由北京急救中心和中国医学科学院医学信息研究所研究团队牵头，北京急救中心各相关业务科室、中国医学科学院医学信息研究所、北京协和医学院马克思主义学院人文和社会科学学院、北京市公共卫生应急管理中心、上海市医疗急救中心、成都市急救指挥中心、南宁急救医疗中心等单位专家学者共同编写完成，既有长期从事全民健康信息化研究的科研人员，又有从事院前医疗急救工作的业务专家，充分保障了全书内容的科学性、前瞻性、可用性。

全书系统性提出了我国智慧急救的理论体系，全面总结了国外发达国家院前急救信息化建设经验，梳理了我国院前急救信息化发展现状和部分地区经验做法，设计了适应我国院前急救事业发展需要的智慧急救信息平台。本书的出版将为全国各地急救中心和/或紧急医疗救援中心开展信息化建设提供理论依据和实践经验，为院前急救信息平台建设提供科学模版，为各地制定院前急救/智慧急救信息化发展规划提供宏观参考，为各IT厂商开发院前急救相关信息系统提供经典范例。

许培海

国家卫生健康委干部培训中心

（国家卫生健康委党校）

2024 年 5 月

序二

　　"十四五"期间，我国致力于加速推进数字化，建设数字中国，推动现代化并增强国家竞争力。这一战略关键在于新发展理念的实践、新发展格局的构建和现代化经济体系的形成，它们对于国家全面现代化和民族复兴具有重要影响。数字中国涵盖基础设施、数据管理、数字经济和政务服务等多个方面，而智慧城市是这些发展的直接体现。随着5G和人工智能等技术的应用，智慧城市发展正迈向更深入、协同和可持续的新阶段。

　　院前急救是我国医疗卫生和城市公共安全的重要组成部分，是保障人民群众生命安全的重要防线，在日常医疗急救和各类突发事件救援中发挥了不可替代的作用。如何充分发挥新一代信息化技术对 院前医疗急救的驱动引领作用，如何建设智慧急救并使之成为健康中国建设的突破口和发力点，是院前急救信息化建设需要重点思考和解决的问题，也是探索培育急救领域新质生产力的有效途径。

　　非常高兴能够看到北京急救中心在智慧急救领域所取得的成绩，也非常荣幸为《智慧急救》作序，希望该书能够通过5G技术、人工智能、ADLS

远程指导、大数据等信息技术赋能院前急救场景建设，实现从发病现场、救护车到医院的连续、实时的远程协同救护，实现装备自我供给完整安全战略，推动智慧急救新理念和新模式。我相信本书的出版，将填补我国在院前急救信息化建设领域的空白，为全国120信息化建设提供理论依据和技术支持，也为各地开展健康中国建设提供可参考和复制的成功经验。

中国通信标准化协会理事长

2024年4月

前　言

　　院前医疗急救是我国社会保障体系的重要组成部分，在保障人民群众生命安全，应对突发公共卫生事件、自然灾害、安全生产责任事故和重大活动医疗保障等方面，发挥着不可替代的作用。我国院前医疗急救事业历经30余年发展，各地均建立了具有地方特色的、以城市为单位的急救中心和/或紧急医疗救援中心，形成了院前急救—院内急诊—急诊重症监护室的生命绿色通道，尤其是经历了"非典"、汶川地震、新冠疫情等突发事件之后，政府和社会对院前医疗急救的需求不断增加，院前急救从单纯的患者转运变为代表政府职能的集急救救援、医疗保障、危重患者监护转运等功能于一体的急救医疗服务体系。

　　《"十四五"国民健康规划》中提出要创新急诊急救服务，优化院前医疗急救网络，提升重大急性疾病医疗救治质量和效率，完善智能化调度系统，推动院前医疗急救网络与院内急诊有效衔接，实现患者信息院前院内共享，构建快速、高效、全覆盖的急危重症医疗救治体系。国务院办公厅《关于促进"互联网＋医疗健康"发展的意见》中提出，要提高医院管理和便民服务水平，推进院前救护车载监护系统与区域或医院信息平台连接，做好患者信息规范共享、远程急救指导和院内急救准备等工作，提高急救效能。由此可见，依托新一代信息通信技术，着力推动新技术、新方法、新模式与院前医疗急救业务深度融合，推动院前急救信息化建设向着体系化、集约化、精细化、智慧化发展，是院前医疗急救事业迈向高质量发展的必由之路。

本书以院前医疗急救业务为主线，系统阐释了智慧急救的相关概念和理论，全面梳理了发达国家和我国部分地区智慧急救的发展现状，对指挥调度、紧急医学救援、突发事件应急救援、重大活动保障等业务需求和信息资源需求进行分析，设计了我国智慧急救信息平台的基本架构、应用系统和支撑保障体系，并对高级调度在线生命支持系统（ADLS）、智能语音应答系统、5G改造救护车、急救电子票据管理系统等具体应用进行了案例分析。

本书是以院前急救信息化建设为主要内容的学术专著，可为各级院前急救行政管理部门、各级各类急救中心、社会化紧急救援队伍开展信息化建设提供思路和参考，同时也为院前急救工作人员、研究人员以及IT技术人员提供理论依据和实践经验。

本书在编写过程中，得到了中国医学科学院/北京协和医学院、北京大学、北京市卫生健康委员会、全国多地急救中心、北京市各区急救分中心等单位的大力支持和无私帮助，在此谨代表本书全体编委对各位领导和专家表示由衷感谢！由于信息通信技术处于高速发展期，"互联网+医疗健康""数据要素×医疗健康""人工智能+医疗健康"等应用不断创新，本书所涉理论、观点、方法、设计、工具、模型、结论等均有可能存在一定的局限，恳请广大读者和业界同人提出宝贵意见，共同助力我国智慧急救事业高质量发展。

编者

2024 年 4 月

目 录

第一章　智慧急救理论基础

第一节　院前急救

一、院前急救相关概念

急救（emergency），是指对突发疾病或受到意外伤害的患者等需要医疗干预的人进行紧急医疗处置的过程。早在《黄帝内经》中就有关于急救的记载，"急"与"救"二字有着不同的含义，"急"从心及声，本义为狭窄、紧缩；《释名》"及"也；《说文》从心及声，"褊"也，"亖"即"及"字；《广韵》"疾"也；《增韵》"迫"也。"救"：从攴求声，本义为阻止；《说文》"止"也；《博雅》"助"也；《广韵》"护"也。由此可见，"急""救"的字义从古代就已有明确的界定，且含义博大精深。直至晋代，"急救"一词才成为固定词组被记载在《肘后备急方》一书中，该书也被称作我国第一部临床急救手册。

急救医学（Emergency Medicine）是指针对急危重症临床救治，研究各种急性伤病的病因病理和临床诊治的医学临床学科[1]。现代急救医学学科主要由院前急救、院内急诊、院内危重急症监护医学等学科融合形成[2]。

急救医疗服务体系（Emergency Medical Service System，EMSS），

---

[1] 景炳文.急诊、急救学［M］.上海：上海科普出版社，1995：1.
[2] 李宗浩.中国现代急救医学的发展［J］.中华医院管理杂志，1998（06）：60–62.

是指提供急救医疗服务的一系列组织机构，主要包括院前急救、院内急诊和重症监护[1]。广义的概念是指提供急救医疗服务的统称，包括人力、培训、通信、交通设施、重症治疗单元、公共安全机构、消费者参与、护理、患者转运、协调患者记录保存、公共信息和教育、检查和评估以及灾害规划。

院前急救（Pre-hospital emergency rescue）是指对伤病员在到达医院前所进行紧急医疗处置的过程[2]，包括现场急救和转运中监护，其采用基础医疗措施抢救患者生命，维持基本生命体征[3]。院前急救词义本身由两个词语组成，即"院前"和"急救"，"院前"是对急救地点的界定，是指事发现场或转运途中等在医院以外的环境；"急救"即是对伤病员的紧急救治[4]。

院内急诊（Post-hospital emergency treatment）是指在医院内的急诊科对急危重症患者给予及时诊断和治疗 。急诊以患者病情的严重程度决定就诊及处置的优先次序，以保证在突发疾病和意外伤害时，能够在最短时间内得到院内及时、科学的救治[5]。

二、院前急救主要任务

由于社会的发展和进步，人们要求在急、危、重病的发病初期就能得到及时的救治，院前急救就是在这种情况下迅速发展起来的重要学科，院

［1］景炳文.急诊、急救学［M］.上海：上海科普出版社，1995：1.

［2］国家卫生和计划生育委员会.院前医疗急救管理办法［EB/OL］.（2013-11-29）.https：//www.gov.cn/zhengce/2013-11/29/content_5713800.htm.

［3］贾建国，郭媛，王永晨.社区重症识别与紧急处理［M］.北京：人民卫生出版社，2018.

［4］李奕明，傅承主，叶健伟.紧急医疗救援标准化与信息化研究［J］.中国卫生信息管理杂志，2012，9（06）：15-19.

［5］陈辉，陶金喆.如何做好院前急救与院内急救的衔接［J］.中国急救复苏与灾害医学杂志，2007，（02）：95-97.

前急救是急救医学的延伸和发展，是急救医学重要组成部分[1]，是急救医学的"先遣部队"。它改变了过去那种医生在医院或诊所里等病人上门的传统急救医疗模式，而是迅速地把急救医疗送到急、危、重病人的身边，最大限度地减少了病人的"无治疗期"（从病人发病至获得治疗为止的时间称为"无治疗期"），有文献报道，急、危、重症病人死于原发病不到10%，多由于抢救时机延误并发症加重而死亡。因此有人说发病1小时内抢救为黄金时间，6小时内为白银时间，6小时以上称白布单时间（死亡时间）[2]。可见无治疗期的长短对于疾病的预后有很大的关系，特别对急、危、重症病人更显重要。例如外伤的病人如能及时、正确地救治将有效阻止病情的发展，减少并发症的发生，减轻伤残率，从而提高了院前抢救成功率。因此最大限度地缩短急、危、重症病人的无治疗期将有利于病人早日恢复。可以说院前急救处于急救医学的最前沿是急救医学的首要环节和重要基础。

据统计，院前急救中有10% ~ 15%的伤病员属于危重症[3]，需要在现场做基础生命维护，转运途中需要采用先进的监护、治疗手段加强生命维护，以保证危重病人顺利抵达院内，为院内抢救赢得时机，院前急救与院内急救是虽然联系紧密，但不能完全等同的两个学科，所以并不是院内急救拿到院外就成了院前急救，尤其是在转运过程中的急救与监护、避免二次损伤等都有其自身的规律和要遵循的原则。

具体来看，院前急救的主要任务包括以下四个方面：

一是对患者进行现场急救。在接到120急救电话或通过其他方式获取急救需求后，派出由急救医生、急救护士、救护车司机、担架员等组成的

[1] 陈明玉，刘林成.院前急救学［M］.武汉：湖北科学技术出版社，1999：6.
[2] 吕传柱，周才旺，张玉霞，等.院前急救在急救医学与医疗卫生服务体系中的重要作用［J］.中国急救医学，2002（06）：63-64.
[3] 王咏春，尹丽荣.我国院前急救的现状与展望［J］.急诊医学，1998，7（4）：268-269.

救护车组赶赴现场，对急性心肌梗死、窒息、昏迷等危重病人进行心肺复苏等必要的抢救，对一般外伤患者进行包扎、止血。

二是对急危重症患者进行转运。对现场无法处理或简单处理后仍需后续治疗的急危重症患者，利用救护车将患者运送至就近合适的医疗机构进行进一步抢救或治疗。

三是参与各类自然灾害或安全事故的应急救援。包括出现火灾、地震、洪水、山体滑坡等自然灾害以及交通事故、坍塌事故等安全生产事故时，向事故现场派出医疗组，在现场对伤员进行必要的救治和处理，并组织分流运送。

四是负责重大活动的医疗保障。例如大型会议、重要会议、大型赛事、商业演出等的安全保障，需要救护车辆和人员在会场内外进行布点，现场出现情况第一时间进行处理，并转运伤员或患者。

第二节　院前急救信息化

一、院前急救信息化相关概念

院前急救信息化是指利用计算机、网络、通信、数据库及车载通信设备，提升救援水平和效率。重点是通过信息化建设实现患者救治情况、医院收治条件等信息在院前院内的实时对接，及时开通"绿色通道"，达到医疗资源高效使用，提高急诊急救的整体效率[1]。

院前急救信息平台是以数据为核心，以提高医疗急救能力、缩短院前急救时间、提高抢救成功率为目标，通过无线与现代网络通信技术支撑，

---

[1] 吴立文.浅谈院前急救信息化建设的现状分析［J］.实用临床护理学电子杂志，2017，
　　2（43）：9-12.

实现呼救、远程会诊、电子病历、病历交接、分级转运等功能的集成系统。院前急救信息平台包含了急救电话处理系统、急救资源调度系统、救护车车载信息系统、现场救治系统、院前急救电子病历系统、数据统计分析系统等，涵括了从患者拨打120电话到进入医疗机构治疗整个过程。

二、院前急救信息系统

为缩短急危重症患者在院前转运过程中的时间延误，最大限度地减少死亡率和伤残率，为院内抢救准备前的信息获取做好传输和记录支持。做到院前患者"上车即入院"，转运过程实时传输关键救治信息，到院立刻抢救，为急危重症患者尽可能节省出宝贵的黄金救治时间。

院前急救信息系统大体包括以下几类：

（一）院前急救调度系统

用于接听和受理急救电话并派出救护车，提供信息处理和智能化决策功能的信息系统，利用计算机辅助接听和受理急救电话并派出救护车，提供信息处理和智能化决策功能的信息系统，包括通信系统、地理信息系统、卫星定位系统、数字录音系统等。

（二）急救医疗子系统

由急救任务运行系统、急救数据传输系统组成，借助于当地政务数据中心云计算和云存储架构，通过当地120急救中心客户端服务器实现急救应用，完成数据、影像、音频的流转、存储及与当地居民健康信息平台的对接，提升区域急救运行效率。

（三）院前急救电子病历系统

通过院前急救电子病历系统的开发及应用，部署医护人员手持终端（PAD）电子病历，可方便现场急救医生及时录入电子病历和救治措施，调取病人历史病历，提高工作效率。同时，提供电子病历的分级审核、打印、存档管理、数据统计分析等功能，可加强对急救医疗质量进行监管，对院前急救的医疗行为及技术方法进行评估，通过科学的分析统计，制定更合理的急救规范和治疗方法，提升急救中心整体医疗水平。另外，可以降低人力投入成本，节省每天需通过手动录入大量纸质病历投入的时间和人力等。

（四）突发事件伤病员信息管理系统

采用移动互联网技术，解决突发事件信息漏报，重复上报，120调度中心电话繁忙信息传输渠道被占用，信息报告不及时、不准确、不完整和信息报告渠道不畅等问题，解决在伤病员分送多家医院后，救治情况、伤情变化的跟踪统计，信息及时更新、汇总比较困难和原始的问题，可通过系统短信平台实时、快速、准确地将突发事件伤亡情况、救治情况报告相关部门和领导，提升信息报告的及时性、准确性和完整性，为紧急医学救援指挥决策和应急处置提供可靠依据，最大限度降低突发事件造成的人员伤亡。

（五）救护车车载视频监控系统

可远程实时查看联网到监控平台内救护车急救现场的情况以及车内急救过程，加强院前急救工作的监督、管理，不断提升院前急救服务质量和水平。同时，增加急救行为透明度，发生投诉、医患纠纷时有据可查。

（六）院前急救费用医保结算系统

利用现代化移动通讯信息技术与医保管理系统实施无线联网结算，实现在救护车上对患者的院前急救费用进行医保直接刷卡结算（实时结算）。在救护车上配备智能手机终端，使患者在院前急救服务结束时，通过智能手机终端输入参保人的个人信息，就可实现快速报销结算。

（七）患方满意度回访系统

可对每一起急救事件进行短信回访，并进行统计分析，极大地提高了患方满意度回访工作效率，对加强院前急救工作管理和决策提供了重要的依据。

三、院前急救信息基础设施

（一）医护人员手持终端（PAD）

医生、护士可以即时录入院前急救电子病历的主要内容，实时上传并进行档案存储，有利于预警掌握病情及预后的信息追踪。同时，可以实现费用统计、医保费用结算、电子发票开具等收费相关功能。

（二）救护车车载设备

救护车车载设备包含车载路由器、手持PAD、录像机、摄像头、网络路由器及具备传输功能的监护设备。可实现救护车与急救中心的患者监护数据及图像、车内医疗急救过程的视频、语音等的实时联动。

（三）120电话急救呼入受理系统

通过电话交换机处理120呼叫电话，实现排队、座席动态分配、电话监听、语音留言、等候时间预警、恶意电话黑名单等功能。

（四）急救人员即时通信网络

利用800MHz集群通信或其他特定频率对讲设备，实现调度指挥人员、救护车辆驾驶员、医务人员等低延时、高可靠性的即时通话。

（五）院前急救专用通信网络

通过搭建专用网络、租用运营商网络、利用5G公用网络等形式，搭建院前急救中心机房、救护车、各类手持设备等终端及各级各类卫生健康信息平台的数据链路，实现各类院前急救数据实时、稳定、安全的传输和共享。

第三节　智慧急救

一、智慧急救相关概念

智慧急救是指运用新一代物联网、云计算、人工智能、5G通信等信息技术，通过感知化、物联化、智能化的方式，将与院前急救相关的物理、信息、社会和商业基础设施连接起来[1]，并对内外部急救资源进行有效配置和管理，对风险实行管控，从而达到快速、精确和高效地实现院前急救的目标[2]。

智慧急救信息平台是利用现代信息通信技术，如5G互联网、物联网、云计算、大数据分析、人工智能等，在急救调度系统、院前急救平台和院内急救平台等系统的基础上，依托人工智能技术、大数据技术和5G网络通信技术等的结合应用，提升急救服务效率和质量的综合性系统，旨在实现院前急救、院内急诊和专科中心的无缝对接和高效协作[3]。

智慧急救信息平台包含了院前急救系统、急诊信息系统、专科中心建设、数据采集与传输、智能决策支持、质量监控与持续改进等关键组成部分以实现急救服务的全面信息化、智能化，提高急救响应速度和救治成功率，为患者提供更加及时、高效和高质量的医疗服务[4]。

二、智慧急救与院前急救信息化的区别和联系

（一）区别

1.智慧急救更强调使用新一代物联网、云计算等信息技术，通过大数据优势将急救资源进行有效的配置和管理。

2."智慧化"是一个由技术和结果推导出的概念，不是单一的技术堆

［1］宫芳芳，孙喜琢，林君，等.我国指挥医疗建设初探［J］.现代医院管理，2013，11（2）：28-29.

［2］宁文祥.智慧急救新模式的全新探索，第五届中国救护车论坛宁波召开［J］.专用汽车，2014，33（7）：36-37.

［3］曹悦.人工智能与大数据在"智慧急救"中的应用探讨［J］.电子元器件与信息技术，2023，7（9）：127-129，141.

［4］张梦馨，纪浩.基于5G+的智慧急救医疗服务体系构建研究［J］.医学信息学杂志，2022，43（5）：61-66，71.

积，也不是某一个功能的代名词。智慧化通常要求具备信息化、互联网化、智能化特征。信息化是指建立了不同维度的数据系统以及各维度数据的集成系统。

3.智能化则是运用了大数据、云计算、物联网技术、自动化设备、机器人、智能工作流与运营管理系统，辅助管理及决策。

（二）联系

信息化是实现智慧急救的重要基础手段。在传统的医院信息系统架构基础上，借助新一代物联网、云计算等信息技术的手段，推动院前急救向更加智慧化的方向发展。通过将人工智能、大数据等技术融入急救体系，及时、精准、合理引导伤病员急救需求，有助于实现急救资源的优化配置和最大化利用。

三、新一代信息技术在智慧急救中的应用

（一）人工智能

1.智能诊断辅助

人工智能可以通过深度学习和图像识别等技术，帮助医生进行快速且准确的初步诊断。例如，当患者到达急诊室时，医生可以利用人工智能系统分析患者的病历、症状和检查结果，快速确定可能的疾病，并提供相关的治疗建议。

2.路线规划与导航

在紧急情况下，人工智能可以通过实时地图数据和交通信息，优化救护车辆的路线规划，选择最短、最快的道路，最大限度地缩短抵达患者现场的时间。人工智能还可以提供导航功能，确保救护车辆快速且安全地到达目的地。

3.智能监护与警报

人工智能技术可以结合传感器和实时监测设备，对患者的生命体征和病情进行持续监测，并采集相关数据。当患者的生命体征超出正常范围或出现危险信号时，人工智能系统可以及时发出警报，提醒医护人员采取措施，并防止危急情况的发生。

4.语音识别与智能问诊

通过语音识别技术，人工智能可以与患者进行交流，并快速获取患者的病史、症状描述等信息。基于深度学习的智能问诊系统可以根据患者提供的信息，给出初步诊断意见和建议，并提供相关的医学知识以供参考。

（二）5G通信技术

目前，在国内急救工作中，信息传输速度慢，极大地限制了院前与院内急救人员的即时信息共享。当院前急救人员将患者送至院内抢救室后，患者的个人基本信息、身体状态、当前生命体征等数据均需要重新采集评估，严重影响了急救的效率和效果。5G智慧医疗院前急救模式体现在以下五个方面[1]。

1.区域急救资源调配合理化

同一个行政区域内，各级医院与区域性创伤中心可通过网络平台实现数据与资源共享。借助5G网络的数据传输优势，院前急救人员可以随时查看到区域内各家医院的院内急救数据（如正接受急救的患者数和剩余抢救床位数等），掌握各家医院所具备的实时接诊能力。同时，结合创伤现场患者病情的严重程度，院前急救人员可以迅速确定级别相匹配、能最快到达并能马上处理的医院，不浪费院前急救的一分一秒，保证创伤患者能得到最可靠、最迅速的救治。

---

[1]郭程，俞晔，谢仁国等.5G智慧医疗院前急救模式探讨［J］.中国卫生质量管理，2021，28（01）：61-63.

2.生命体征信息传输实时化

院前急救人员到达现场后，能够迅速处理开放性伤口并检查患者的生命体征，获取心率、脉搏、血压、血糖等医疗数据，并借助救护车内的智能装备，通过5G网络将相关数据实时传输至即将前往的院内急诊，患者的各项生理数据都可以零时差、无卡顿地实时传输，实现"患者人未到，病情已知晓"的状态。从而保证患者在接受院内急救时，可以有针对性地做到有的放矢、精准医疗，提高创伤救治的成功率。

3.患者基本信息同步化

患者进入救护车后，如意识清醒，可以让其提供个人基本信息；如患者已经无法配合检查，可通过面部识别等智能设备连接大数据库，迅速确定患者身份。与此同时，借助5G网络连接患者电子病历系统，其既往病史、就诊记录以及基础疾病等信息也可同时传输至急救网络平台，院前急救和院内急救的医护人员均可同步获取相关信息并及时处理[1][2]。

4.远程急救和远程会诊精细化

如果院前急救人员水平与经验不足，难以满足严重创伤院前急救的需求，则可通过随身携带的高清晰摄像机等设备，利用5G网络实时传输急救现场救治情况，区域创伤中心的相关专家可以对一线急救人员进行指导，5G网络的高速信息传输能力完全可以满足远程会诊需求[3]。院内急救医护人员根据患者的心率、血压等生命体征数据，给出对应的指导意见，实现院前急救精细化，尽最大可能保障患者生命安全。

---

[1] 王静仪. 无线网络技术在医院信息系统中的应用[J]. 信息系统工程，2014（9）：92-93.

[2] 周少晖，李军. 无线网络技术在医院信息管理系统中的应用[J]. 中国管理信息化，2015，18（20）：150.

[3] 韦春丽. 无线网络技术在医院信息管理系统中的应用[J]. 信息与电脑，2016（6）：180-181.

5.院前—院内急救无缝化衔接

从院前急救人员一接触患者，其基本生命体征数据、个人基本情况和既往病史等信息便实时传输到院内急救工作站，并通过救护车车载智能设备与院内急救团队进行流畅交流，共同制定院前救治方案。同时，5G网络根据实时交通信息，规划救护车到达医院的最快行驶路线，缩短到达医院的时间，实现院前院内急救无缝化衔接，为患者制定最佳治疗方案。

（三）大数据分析处理

基于5G与AI对急救大数据智能分析。通过运营数据不断优化急救体系，对急救过程中的不足和问题进行科学指导，最终提高救治成功率，大幅改善患者预后，并提升整体质控管理能力。具体体现在以下几方面：

1.基于统计学原理构建的语言模型，对辨音识字的结果进行进一步处理，从而提升医生在填写急救病历时的输入准确率，实现急救病历大数据与AI技术的结合应用。

2.基于急救过程关键节点时间数据、结构化急救病历数据、患者生命体征动态数据、患者预后数据等，按照区域、季节、时间、人群等特征分类，对各类突发病症进行大数据分析，针对急救救治流程、出诊效率监管、具体处置方法等内容进行优化，实现急救全场景的质控管理。

3.急救可视化系统，包括车辆信息、数字化电子地图、医疗设备数据传输、医疗设备数据回顾等模块，能够实现救护车路径规划、视音频实时传输和院前院内信息传输的融合，为急救中心、医院打造一站式工作平台。

4.以患者病历数据为核心实现院前的患者生命体征数据、心电图数据、超声检查数据、呼吸机数据、急救病历数据、临床诊断、急救处理、急救视频数据的全面整合，并支持多点数据共享。

（四）云计算

用云计算手段，将人群动态分布、年龄、职业、健康信息、呼叫救护车次数和习惯等有序或无序数据通过专业化处理，进行分布式数据挖掘，可对急救网络站点布局、救护车配置方式等提供科学依据，以优化管理方案，提高决策水平[1]。另外，"互联网"连接属性，可以通过高效连接，降低急救资源浪费，提高急救效率；智能属性，可以通过各类大数据，结合人工智能算法，为决策与治疗提供可靠支撑；人性化属性，可以改善伤病员的急救体验[2]。具体表现在以下几个方面：

1.提供规划依据

科学的急救网络站点规划布局有利于提高急救工作效率。大数据源于互联网时代的信息"爆炸"，通过手机、固定电话、电脑、其他智能终端采集个人信息、呼叫记录、诊疗信息、地理位置信息等是获取急救大数据的主要来源。根据美国国家标准与技术研究院（National Institute of Standards and Technology，NIST）对云计算的定义，云计算是指理论上能搭建急救医疗服务职能的集成架构[3]。利用云计算手段，可以将人群动态分布、年龄、职业、健康信息、呼叫救护车次数和习惯等有序或无序数据通过专业化处理，进行分布式数据挖掘，可对急救网络站点布局、救护车配置方式等提供科学依据，以优化管理方案，提高决策水平。

2.缩短急救反应时间

随着"互联网+"的创造和发展，云计算将计算技术与通信技术相

[1] 谢明，梁红璇，张亮.建立"互联网+"智慧院前急救模式的探讨 [J]. 灾害医学与救援（电子版），2018，7（01）：1-3. DOI:10.19372/j.cnki.issn.2095-3496.2018.01.001.
[2] 王鑫，刘红梅."互联网+"与智慧急救的发展探讨 [J]. 中华灾害救援医学，2016，4（03）：159-162.
[3] 陈屹，裘云庆，周敏，等.基于移动云的急救医疗信息协同平台设计 [J]. 中国医院管理，2014，34（07）：52-54.

结合，智能终端和可移动业务将得到普及，可以明显缩短急救反应时间。120 调度中心可利用云计算技术建立的医疗信息平台即时获取伤病员地理位置信息、生命体征状况和既往健康小数据等信息高效与伤病员对接，科学指定配置相当（地理位置、车载设备、人员年资、人员构成等）的救护车执行任务。救护车则可以利用云计算应用平台，根据患者定位、交通路况、救治医院特色等信息，智能计算最佳路线方案，并指派接诊医院在伤病员到达医院前组织相关救治力量做好准备，实现患者从发病到收治入院的无缝衔接，缩短了各环节的信息交接和办理手续时间，最大限度地挽救其生命。

3.提升现场医疗救治处置效果

研究表明，2G/3G 移动通信医疗系统不仅能把急性 ST 段抬高型心肌梗死、严重创伤和缺血性中风等危重伤病员的心率、无创血压、血氧饱和度、12 导联心电图等重要生理参数由现场或移动的救护车内实时传输到目的医院，还能够提高院前危重伤病员诊断正确率、合理分流伤病员、缩短干预时间、改善预后[1]。据报道，新加坡某医师开发的手表已实现伤病员 24 小时血压、脉搏、心率等数据收集功能，一旦有 6 小时血压异常，手表会自动提示医师和伤病员。类似的可穿戴设备使移动智能终端随时连接急救中心、持续记载和传输生命体征信息，节约现场检查和记录时间[2]。在我国，上海市嘉定区急救中心、北京市朝阳区紧急医疗救援中心等机构在远程移动医疗传输和可视化医疗方面进行了尝试，救护车到达现场后，急救医师可以在现场或救护车上采集临床信息传输至医院终端，通过移动传输

[1] Emberson J, Lees K R, Lynden P, et al. Effect of treatment delay, age, and stroke severity on the ects of intravenous thrombolysis with alteplase for acute ischaemic stroke: a meta-analysis of individual patient data from randomized trials [J]. Lancet, 2014, 384 (9958): 1929-1935.

[2] 林全洪，戴臻，徐耀伟，等. 2G/3G 远程医疗移动通讯系统在院前危重患者急救信息传输中的效果评价 [C]. 北京：2015 朝阳紧急医学救援发展研究论文汇编，2015.

给合作医院，为远程医疗指导、院外临床路径的研究提供了借鉴和依据[1]。

4.提高内部管理效率

借助于物联网射频识别技术（radio frequency identification，RFID）及无线网络技术，为日常设备、药品、固定资产和应急物资储备库物资安装电子标签，建立急救站点设置智能车场和车辆管理应用，实现资产可视化管理，有利于降低管理成本，提高工作效率。北斗导航定位、手机定位、RFID短距离定位与无线通信手段相结合，可弥补北斗导航只能适用于室外大范围的不足，实现室内精确定位和车辆、人与物位置的全程跟踪与监视。

5.缓解资源紧缺

由于急救工作压力大、强度高，工作环境差、社会地位和待遇等原因，急救从业人员数量已和社会发展水平不相匹配。以北京急救中心为例，2012—2017年间，120呼救受理量和急救出车量年均发展速度分别为106.13%和104.21%，相对于逐年增长的工作量，急救中心人员总数量和卫生专业技术人员数量增长不明显，甚至出现了人员总数下降的趋势[2]。据北京急救中心官网统计，2021年11月29日至12月27日共4周时间内，累计派车57339次，日均达2000余车次。对此，从现行政策层面来看，尚缺乏有效的解决方案和措施，但"互联网＋"作为一种创新手段，可以尝试利用技术层面进行突破。以"互联网＋"在其他领域的表现来看，其最善于解决资源的有效配置问题，与《国务院办公厅关于推进分级诊疗制度建设的指导意见》中提出的分级诊疗、双向转诊等医改重点不谋而合。可以按紧急程度将工作任务分级为急救任务、康复治疗转院和出院等不同层级，

［1］王琳琳，马迪，呼冬鸣，等.北京市朝阳区院前急救可视化医疗协同模式探讨［C］.北京：2015朝阳紧急医学救援发展研究论文汇编，2015.
［2］崔晓丽，王鑫，杨宁，等.北京急救中心急救人员现状与对策分析［J］.中国急救复苏与灾害医学杂志，2015，10（11）：100–103.

借助智慧急救APP应用，采用线上和线下相结合的方式，为伤病员提供急救知识和业务咨询服务，合理引导伤病员急救与非急救需求，减少不需救治和空驶任务，在一定程度上缓解急救资源的紧缺；针对出院和康复治疗转诊等非急救任务，可以采取在应用平台进行预约服务模式，通过数据计算科学安排转送路线，有助于实现急救资源的优化配置和最大化利用。

6.改善服务体验

"互联网+"是服务观念的变革，重视服务体验，是急救未来发展中不可忽视的重点。在传统急救运行模式中，患者与急救机构的信息不对等，难以实现对急救运行状况的了解与监督。当伤病员呼叫救护车后，只能被动地等待，无法获取关于即将救治自己的任何急救信息，而智慧急救可以打破系统的固有边界，把主动性还给患者。通过"互联网+"平台，患者可实时查看被指派救护车基本情况、行驶路线和路况、预计到达时间、急救收费测算等信息，监控急救行为，减弱了医患双方信息不对等现象，提高患者对急救和医疗机构的信任。微信等即时通信平台和急救APP应用可以改变信息传播形式和宣传模式，有利于打造开放、专业、透明的亲民急救形象。在收费系统中，可采取与银行信用体系协作的模式，扩展医保卡金融功能，通过预授功能实现"先诊疗后结算"模式、移动支付等支付手段，简化收费和交费流程，实现医疗保险直接兑付医疗费用，简化付费和报销流程，能大大改善患者对急救服务的体验，显著减少医患纠纷。

7.扩展服务内容

急救是整个"互联网+"医疗产业中的维度之一，智慧急救与"互联网+"的深入融合，不仅体现在与医疗信息平台的连接，最终应和患者健康档案、看病就医、康复监测等各环节对接，起到链接起诊前、诊中和诊后各涉及行业的作用。在传统急救中，患者的急救全部依赖于救护车组单元作战，在人员、车辆、设备、药品器材等配置上存在局限。而智慧急救的发展可以突破现有瓶颈，接入更多公益、救助和志愿者服务。通过即时

了解公共场所自动体外除颤器设备配置信息，指导第一响应者对患者进行
抢救，协调周边医疗资源和志愿者参与救治服务等方式，推动各行各业的
全面智慧化。

第二章　国外智慧急救发展现状

国外的院前急救模式主要可以分英美模式和法德模式两种[1]。英美模式以"急"和"快"为特点，致力于将患者尽快地送往医院进行诊疗，因此侧重于借助现代化的通信设备来辅助完成急救中心调度员与现场、调度员与救护车上的医护人员以及出车的医护人员与现场之间的沟通，例如构建急救信息网络，推进急救调度系统，将患者尽快安排到附近医院展开救治。类似的国家还有加拿大、日本、澳大利亚等[2]。法德模式的主要特点是"治"和"救"，意在把握黄金救援时间，抵达现场即开始对患者进行紧急救治，提高患者的生存率。在这种模式下，救护车的资源储备十分充足，并且非常依赖急救人员，因此法国模式中，注重急救设备的更新和人员的培训。同样应用这种模式的国家还有俄罗斯、葡萄牙等。

［1］Jasper A O, Jasper G C, Edah I O, et al. Pre-hospital care of road traffic accident victims in the Niger Delta: a private initiative and experience ［J］. Open Access Emerg Med, 2019, 11: 51-56.

［2］Sayed M E, Tamim H, Mann N C.Description of Medication Administration by Emergency Medical Services during Masscasualty Incidents in the United States ［J］. Prehospital & Disaster Medicine, 2016, 31（2）: 141-149.

第一节　美国智慧急救发展现状

一、发展历程

美国的急救医疗服务体系是为伤员和危重病人提供急救医疗服务，由社会资源和急救医疗工作者共同组成的网络化系统。其发展主要围绕法律保障、人才培养、技术提升三方面的内容。急诊救护（Emergency care）最初起源于战争中救治伤员。19世纪60年代开始一些城市将战争的急诊救护原则用于日常急诊救护。关于急救领域的信息化发展没有明确的界限，但我们可以参考信息化在医学中的发展过程，以及战场医疗信息化的发展。因为急救最初也是源自战争中的伤员紧急救护。

作为医疗信息化在世界范围的先行者，美国医疗信息化建设起步于20世纪70年代，70年代之前，美国急诊医疗系统的通讯联络很不发达，只有5%的救护车上有无线电话装置，在事故多发的公路上未安装无线电话，建立中心调度的地区也不多。公路安全法实施后有了很大改善。1973年开始采用"911"作为全国通用急救电话号码[1]。此后经历了四个发展阶段[2]。

第一，1980—1990年，医疗信息化主要是实现部门级应用和财务系统应用。第二，1990—2000年，医疗信息化开始进入诊疗业务中，开始进行临床信息化建设。第三，2000—2010年，医疗信息化的重心逐步转移到全院级系统整合的电子病历（EHR）系统，并在2015年左右实现普及。第四，2015年之后，医疗信息化主要用于支撑责任医疗系统的实现，核心是医疗信息互联互通以及控费。前两个阶段，美国医疗信息化主要目的是改

---

[1] 桂莉，周彬，霍正禄，等.美英日德国的急诊医疗服务体系综观［J］.中国危重病急救医学，2001，13（6）：325-326.

[2] https://xueqiu.com/9508834377/135326999

善医院工作效率，由医院需求和政策共同推动。后两个阶段，医疗信息化的主要导向转向以患者为中心以及推动医保支付模式改革。

美国国家应急医疗救援体系是以《国家应急反应框架》（National-Response-Framework）为基本指南，以国家灾难医疗救援系统（National Disaster Medical System，NDMS）为运行主体，以国家健康和人类服务部（The-Department-of-Health-and-Human-Services，DHHS）、联邦紧急事务管理署（Federal Emergency Management Agency）、国防部（Department of Defense，DOD）和退伍军人事务部（Department of Veterans Affairs，VA）四大联邦机构为协调和参与机构的庞大应急体系。其中，NDMS自1984年成立以来，历经数次调整和改革，其管理和运行体制日渐成熟，在应对自然灾害、恐怖袭击、战争等重大事故灾难中发挥了重大的作用，担负起了美国全国范围内卫生应急和医疗救援的重任，成为美国国家应急体系中最具活力、最具示范意义的一部分。

美国急救信息化的发展历程可以追溯到20世纪60年代，当时美国的急救系统主要是以地方性、区域性的组织形式存在，信息传递主要依靠电话和传真等方式。随着计算机技术的发展和应用，急救信息化开始逐渐得到重视。以下是美国急救信息化发展历程的一些重要节点：

（一）20世纪60年代：早期探索

20世纪60年代，美国开始出现一些早期的急救信息系统，如急救调度系统、医院急诊科信息系统等。这些系统主要用于内部管理和信息传递，还没有形成统一的急救信息网络。1961年，美国俄亥俄州小镇亚克朗的儿童医院（Akron Children's Hospital）与IBM公司合作，探索在医护人员的日常工作和实践中去纸质化和信息化的工作。

（二）20世纪80年代：全国性急救信息网络的建立

20世纪80年代，美国开始建立全国性的急救信息网络，通过计算机技术和通信技术将各地的急救机构连接起来，实现急救信息的共享和传递。其中最著名的是美国国家急救研究所（National Institute of Emergency Medical Services，NIMS）的建立，该机构负责制定全国性的急救标准和规范，并推动急救信息化的发展。

（三）20世纪90年代：急救响应时间和资源调度的优化

20世纪90年代，美国急救信息化的重点开始转向急救响应时间和资源调度的优化。许多地方开始建立急救调度中心，通过计算机系统实现救护车辆的智能调度，同时建立了急救响应时间和资源利用的数据监测和分析系统，以提高急救服务的效率和质量。

（四）21世纪初：无线通信和移动设备的应用

21世纪初，随着无线通信和移动设备的普及，美国急救信息化开始向移动化、智能化方向发展。急救人员开始使用手持式电脑、平板电脑等移动设备，通过无线网络实现实时的信息传递和数据共享，同时通过智能调度系统实现更加精确的救护车辆调度。

（五）2010年至今：大数据和人工智能的应用

近年来，美国急救信息化开始广泛应用大数据和人工智能技术，通过对大量急救数据的分析和挖掘，实现更加精准的急救响应和资源调度，提高急救服务的质量和效率。同时，通过智能监测和预警系统，可以及时发现和处理可能出现的紧急情况，为急救服务提供更加有力的支持。

二、组织架构

（一）国家层面

1.美国卫生与公众服务部（United States Department of Health and Human Services，DHHS）

应急医疗救援主要由DHHS下属的应急管理办公室（OEM）负责综合协调。OEM由包括NDMS在内的九个机构组成，其主要职能是：制定和准备应急管理计划、培训公众应急反应能力、分析发布应急信息，确保部门、联邦和公众在国内外公共健康和应急医疗事件中快速反应、高效应对并尽快恢复。作为整个应急医疗救援事件的管理联络中心，OEM一方面整合了DHHS内部的救援资源，如美国疾控中心（CDC）、食品和药物管理局（FDA）、健康资源与服务管理局（HRSA）等，另一方面也是其他相关联邦机构（如VA、DOD等）的协调中心。

2.国土安全部

国土安全部主要为应急医疗事务提供信息、运输等方面的支持，如通过国土安全网了解情势进展，提供信息技术支持；利用全球定位系统跟踪救援物资到达地点，提供可视化跟踪信息；通过移动设备如微型和射频/无线电通信技术，提供各种通信支援；通过美国海岸警卫队提供紧急空运等运输支持；通过跨机构模拟与大气评估中心，协调预测大气中有害物质并发布评估结果；通过美国海岸警卫队实施海关、边界、入境等国际检疫；通过基础设施保护办公室提出关键基础设施和重要资源的重点保护；在核突发事件中，指挥协调核事件中的应急医疗反应。

3.国防部

国防部在国家公共卫生与医疗应急事务中主要有四大职能，其一，通过陆海空三军协调中心发布支援专门报警及各医院接收病人信息；其二，通过现有的运输资源协助有医疗需求人群撤离，并转运至相关医院；其三，提供现场救治和动员部署现有军队医院提供医疗救助，做好病人接收、跟踪和管理，开展公共卫生工作；其四，通过美国陆军工程兵部队提供物资和技术等其他援助，如医疗设备、药品和后勤等物资支持，危机评估和管理等技术支持，公共事业设施修复以及尸体管理等方面援助。

4.退伍军人事务部

主要通过其所属的美国退伍军人医疗系统为应急医疗救援提供医疗护理方面的支持，包括：协调参与国家灾难医疗救援系统（NDMS）的所有参与医院，并提供各医院医疗救治和管理的技术咨询；部署有资格的所属医院提供卫生护理和伤病医疗服务；提供死亡管理服务。

5.美国红十字会

作为独立的非政府组织，在应急医疗救援中主要提供相关协助服务，包括：向现场轻微伤病员及受灾人员提供急救、心理安抚、护理、卫生等服务；辅助医疗机构救助伤员；向临时救济院、医院、陈尸所、疗养院等机构提供行政支撑、后勤支援；与美国血液银行协会协调提供血液产品和服务；与政府机构协调，通过"安全与健康"网站支援离散家庭重聚；向关心动物的人推荐美国兽医医疗协会协助动物救治护理。

6.美国国家急救研究所（National Institute of Emergency Medical Services，NIMS）

它是一个由联邦政府设立的研究和教育机构，负责制定全国性的急救标准和规范，推动急救信息化的发展。

（二）地方层面

各地区的急救调度中心、急救医疗服务机构和医院急诊科等都设有专门的信息化部门或岗位，负责本地区急救信息化系统的建设、运营和维护。

（三）急救信息化服务提供商

美国有许多专门为急救系统提供信息化服务的公司，他们提供包括急救调度系统、医院急诊科信息系统、患者追踪和预警系统等在内的各种急救信息化解决方案。

（四）急救信息化行业协会和组织

美国急救信息化行业协会和组织负责推动急救信息化的发展，分享急救信息化的最佳实践，制定急救信息化的标准和规范。

（五）政府和监管机构

包括联邦政府和各州政府在内的政府机构，以及负责医疗行业监管的机构，都会对急救信息化系统的建设和运营进行监督和管理，确保其符合相关的法律法规和标准。

三、建设模式

具有多元化和协作性的特点，主要包括以下几个方面：

（一）政府引导和监管

美国政府在急救信息化建设中起到了引导和监管的作用。国家层面的急救研究机构和政府部门制定急救信息化的政策、标准和规范，确保急救信息化系统符合国家利益和行业要求。

（二）地方政府和医疗机构主导

美国的急救信息化系统建设主要由地方政府和医疗机构主导。各地区的急救调度中心、急救医疗服务机构和医院急诊科等根据自身需求，进行急救信息化系统的设计和实施。

（三）公司参与

美国的急救信息化市场活跃，有许多私营企业参与急救信息化系统的建设。这些企业提供包括急救调度系统、医院急诊科信息系统、患者追踪和预警系统等在内的各种急救信息化解决方案。

（四）行业协会和组织协作

美国的急救信息化行业协会和组织在急救信息化建设中起到了重要的协作作用。他们分享急救信息化的最佳实践，制定急救信息化的标准和规范，推动急救信息化的发展。

（五）科研机构支持

美国的科研机构，如国家急救研究所等，负责开展急救信息化的研究和教育工作，为急救信息化建设提供技术和人才支持。

四、主要信息系统

（一）急救调度系统（Emergency Medical Dispatch，EMD）

急救调度系统是一个用于处理急救呼叫和调度救护车辆的系统。通过这个系统，调度员可以收集患者的基本信息，评估病情并根据病情发出相应的急救指令。急救调度系统可以实现不同地区急救资源的统一调度和管理，提高急救响应效率。

（二）医院急诊科信息系统（Emergency Department Information System，EDIS）

这是用于支持医院急诊科工作的信息系统，可以帮助医护人员快速记录和查看患者的病历、检查结果和治疗方案等信息。急诊科信息系统还可以与其他医疗信息系统（如医院信息系统、实验室信息系统等）实现数据交换和集成，以便更好地协调急诊科与其他科室的工作。

（三）患者追踪和预警系统（Patient Tracking and Alerting System）

通过收集和整合患者的医疗数据，实现对患者状况的实时监控和分析。一旦发现患者病情恶化或出现异常情况，系统可以立即向医护人员发出预警，以便及时采取救治措施。

（四）急救响应时间和资源调度的数据监测和分析系统

通过对急救响应时间和资源利用的数据进行监测和分析，可以发现和解决急救服务过程中的问题，提高急救服务的质量和效率。

（五）移动急救信息系统（Mobile Emergency Medical Services，MEMS）

通过无线通信和移动设备，实现急救人员与调度中心、医疗机构之间的实时信息传递和数据共享。这有助于提高急救人员的工作效率，并为患者提供更加及时和准确的救治。

五、主要应用现状

（一）紧急呼叫与调度

通过智能电话应用或者医疗报警设备，呼救者可以迅速拨打急救电话。调度中心收到呼叫后，可以利用信息化系统分析呼救者位置和患者病情，迅速调度最近的急救资源。

（二）实时通信与信息共享

急救人员在现场可以通过移动设备或车载系统与调度中心、医疗机构进行实时通信，分享患者病情、治疗措施和转运情况等信息。这有助于提高救治效率和质量。

（三）电子病历与健康信息整合

通过电子病历系统和健康信息交换平台，急救人员可以快速获取患者的既往病史、过敏记录、药物使用情况等关键信息。这有助于在现场制定更准确的救治方案，提高患者安全。

（四）导航与路线优化

通过卫星导航系统和地理信息系统（GIS），急救调度中心可以为救护车辆提供最佳路线规划，确保患者尽快得到救治。

（五）智能监测与预警

通过远程监测设备和可穿戴设备，患者生命体征和健康状况可以实时传输至急救系统和医疗机构。这有助于及时发现患者病情变化，提前做好救治准备。

（六）无线远程医疗

通过无线远程医疗技术，急救现场与医疗机构之间可以进行实时视频会诊、影像传输等，实现院前院内无缝衔接，提高救治效果。

六、主要成效

（一）提高急救响应速度和效率

通过信息化系统，急救调度中心可以更快速地响应急救呼叫，并根据患者的位置和病情，合理调度急救资源。这大大缩短了急救响应时间，提高了急救服务的效率。

（二）提高医疗质量和患者安全

通过信息化系统，急救人员可以在现场快速获取患者的病历和诊疗信息，为救治提供重要参考。同时，医院急诊科可以提前了解患者的病情，做好接诊准备。这有助于提高医疗质量，保障患者安全。

（三）优化急救资源配置

通过信息化系统，急救调度中心可以实时了解急救资源的分布和使用情况，从而实现急救资源的合理配置。这有助于提高急救服务的覆盖范围和质量。

（四）促进急救服务协同

通过信息化系统，各级急救机构、医疗机构和政府部门可以实现信息共享和协同工作，提高急救服务的整体效能。

（五）改善患者体验

通过信息化系统，患者可以更方便地获取急救服务，如在线预约、实时了解急救进度等。这有助于改善患者的就医体验，提高患者满意度。

（六）促进急救研究和创新

通过信息化系统，急救研究人员可以更便捷地获取急救数据，开展临床研究和创新。这有助于推动急救医学的发展，提高急救服务水平。

第二节　英国智慧急救发展现状

一、发展历程

1772年，英国皇家人道主义协会成立，开始提供急救培训及相关服务。1872年，英格兰圣约翰救护机构开始建立实用医疗救助系统，并开始为英国第一个急救服务中心筹措资金，随后于1875年创造了用于医疗救助的轮式运输工具，并于1877年建立了圣约翰急救协会（今圣约翰救护机构的前身），用以"训练人们照料伤病者"。

1948年英国开始实行国家医疗服务体系，向所有居民免费提供医疗服务，其中也包括了急救医疗服务，成为当时欧洲唯一的国家医疗制国家。1974年英国医疗卫生服务体系改革，施行分级管理，随后英格兰和威尔士建立了5个急救站，并在伦敦急救站内设立了中心调度室，居民可通过急救专用电话号码（999）寻求急救服务。

二、组织架构及职能

英国院前急救体系主要分为地面紧急医疗救助中心和空中紧急医疗救助中心两部分，其与医院急诊科（中心）以及ICU形成了一个较为完善的立体紧急救助服务网络。

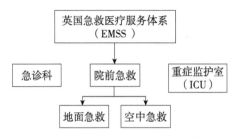

图2-1　英国院前急救体系组织架构

（一）院前紧急救助服务中心

英国院前紧急救助服务中心的功能有两个，一是接听各种求救电话，指派救护车前往现场，并负责将患者送到急诊室，为患者提供优质高效急救服务；二是负责管理与协调急诊患者或特殊患者的急诊病床，这是由国家卫生服务体系（NHS）授予的权力。当患者需要急诊病床进行救助时，急救服务中心的电脑联网系统可检索到管辖地区各医院的急诊病床与ICU病床的使用情况，进而能合理高效地安排患者病床或转运到就近医院。对于某些特殊创伤或心肌梗死的患者，可以不遵守就近救治的原则，而是在确保患者生命安全的前提下，将其运送到技术设备条件更为优越的医院进行抢救。紧急救助服务中心的业务非常繁忙，以伦敦院前急救服务中心为例，平均每天该中心会接到大约3000个救助电话。伦敦急救服务中心的工作程序如下，接听电话—询问问题—按危重程度分层–按照分层原则派出相应的救护车或直升机。其中，危重程度的分层是将患者身体的评估状况输入电脑后，电脑通过已经建立的程序，自动将患者分为红（最危重患者）、黄（危重患者）、绿（一般患者）三个等级，不同等级的患者将会得到最适合其病情的相应的救治[1]。

红色为最高危险等级，代表如某些创伤患者或儿童等最危重患者，需要立即通知直升机赶赴现场救治；黄色代表危重患者，对应的处理方式是先派出急救小轿车或快速摩托车前往现场进行救治，随后救护车赶到运送病人；绿色则代表一般急诊患者，直接派出救护车前往现场救助。急救员到达现场后，对于红色等级患者，先进行相应的检查（如生命体征、心电图、神志等），进行判别和评估，然后做出初步诊断，并将上述情况通知接收医院的急救中心，以便做好各种准备。特别是特殊患者（如中风病

---

[1] 邓跃林. 英国的院前急救模式与现状 [C]. //中国中西医结合学会灾害医学专业委员会成立大会暨第三届灾害医学学术会议学术论文集，2006：12-14.

人，心肌梗死患者或开放性颅脑、胸腹部创伤患者）医院急救科（中心）会按照相应的临床指南配备相关人员和器械，并通知相应科室团队到急诊室候诊患者。

在设备方面，英国目前投入使用的院前急救的救护车均为奔驰专业救护车，车内配有各类救护器械，如车载电话、GPS 导航与定向系统以及全套急救设备。车载电话便于急救人员间随时随地的联系；导航系统可以帮助司机尽快发现目标地的方向和位置，以及不同的线路。全套急救设备包括微型呼吸器、除颤仪、先进的监护仪、止血固定包、人工气道箱、吸痰器、全套抢救设备以及常见急救药品。此外，还有专门的新生儿救护车用于孩童或者新生儿转运并配备新生儿保温箱。

在人员配置方面，英国院前急救救护车一般是 2 人参与，一人负责驾驶，另一人负责准备各种器械，同时负责照顾病人和进行各种检查和监护。所有急救员必须持有驾驶执照，与我国不同的是，英国没有设置专职司机和护士。到达现场后 2 人同时参加抢救，互相配合，然后将病人用担架车从现场搬运到车内。

（二）地面紧急医疗救助中心

NHS 的救护车服务为英国人民提供紧急医疗服务。英格兰、苏格兰、威尔士和北爱尔兰的国家卫生服务局提供这些紧急救护车服务。调度员在接到呼叫后可以根据病人的具体情况用直通电话与急救小组、消防队或交通警察直接取得联系。院前急救服务工作人员分为两类：一类是仅从事抢救工作的人员；另一类则为从事非紧急工作人员，凡是从事抢救工作的人员均需通过为期 12 周的专业培训。在学习各种理论和操作课程之后，于急救站实习一年，考核合格后方可获得国家卫生服务制授予的专业职称，并从事急救医疗系统相关的工作。

（三）空中紧急医疗救助中心

英国伦敦的空中急救中心成立于1990年9月30日，是社会不断发展进步下的产物，同时也是地面救助系统向空间维度的扩展与延伸，英国目前共有两个空中急救中心，分别在伦敦和伯明翰；救援直升机共有2架。伦敦空中急救中心与地面紧急医疗救助中心一样也是免费提供救助服务的。有数据统计，自伦敦空中急救中心建立至2005年底，直升机共执行飞行救助任务16万次[1]，且近年来空中救助率明显提升。伴随救助率提升带来的问题是救护经费的增加，使得国家资金短缺，英国主要采取社会、企业、基金组织的捐款和赞助来维持运行。

英国空中急救中心24小时全年开放，主要任务是抢救意外群发事故所致各种严重的创伤病人和婴幼儿危重病人。飞行救护队一般由3—5人组成，由一名高年资创伤医生、一名急救员、两名飞行员和一名观察员组成。观察员多为实习的急诊医师或急救员。直升机装备则是按照一个微型急诊科的标准来配置。包括各种各样急救药品、创伤外科急救箱、各种监护仪和其他的急救设备。急救要求在10分钟内到达现场，开展救治生命的工作，并送往最好的医院救治。若接收医院没有直升机停机坪，则会选择在就近的公共场所降落，再由救护车转运。

三、院前急救应用现状

以世界上最大的免费紧急救助服务机构——伦敦紧急救助服务中心为例，该机构属于公立医疗服务机构，由NHS管理。伦敦急救服务中心70%的员工在救护车服务中心工作。中心设有70个急救转运站，其网点众多，布局科学合理，可以覆盖伦敦市各处。在急危重病人需要救助时能够在接

---

[1] 邓跃林.英国的院前急救模式与现状［C］.//中国中西医结合学会灾害医学专业委员会成立大会暨第三届灾害医学学术会议学术论文集，2006：12-14.

电话后8分钟内到达指定地点。由于英国的医院也同属于NHS管理，因此该机构能够与医院的急救中心紧密合作，紧急救助服务中心的工作人员可以在医院急诊科接受各种免费的继续教育培训。医院也为急救转运中心开通了"心血管"与"创伤"病人的就诊绿色通道，为急危重病人的抢救工作打下良好的基础。

第三节　法国智慧急救发展现状

一、发展历程

（一）基础建设阶段（20世纪80年代至90年代初）

法国在1936年开始建立了以医师为主的全国性急救医疗服务系统，1955年流动急救小组成立，1968年西南部城市图卢兹建立了第一个正式的急救服务中心。这个时期的系统主要依赖医生和护士通信和纸质记录。直到80年代，法国急救的信息化才开始引入急救系统。1986年，法国通过一项专门法律，这项法律规定了紧急医疗救助中心的特征和使命，并且开始使用了一个全图性的急症医疗电话号码（15）。这项法律也明确规定，紧急医疗救助中心应当对所有急症求救电话进行接收和分派，它应每天工作24小时，并且应当对急症患者提供尽可能好的医疗。自此开始逐步推广使用电话等通信技术进行急救调度。救护车开始配备基本的通信设备，以便于与调度中心进行联系。

（二）数据化和信息化阶段（20世纪90年代初至21世纪初）

在这个阶段，法国开始引入计算机和网络技术，实现急救信息的数字化和信息化。急救调度中心和救护车可以实时共享患者信息、调度信息和救治流程。也是在此期间，随着计算机技术的发展，法国开始推广电子病历、数据库管理和通信系统，以便于急救人员获取患者的既往病史和诊疗信息，标志着法国急救体系的数字化转型。

（三）集成化和协同化阶段（21世纪初至2010年）

法国开始实现急救信息化的集成化和协同化，不断增强网络连接和数据共享。急救调度中心可以与其他医疗部门和机构进行信息共享和协同工作，提高急救服务的整体效能。例如，通过区域卫生信息网络，急救人员可以与其他医疗机构进行实时信息交流，提前做好患者接诊准备。

（四）智能化和个性化阶段（2010年至今）

法国开始利用大数据、人工智能和物联网等先进技术，实现急救信息化的智能化和个性化。例如，通过使用智能呼叫分配系统，可以根据患者病情和地理位置为急救人员提供最佳调度方案。此外，法国还推广使用可穿戴设备和远程监测技术，以便于实时监测患者生命体征，提前预警患者病情变化。

总的来说，法国院前急救的信息化发展历程是一个从基础建设、数据化和信息化到集成化、协同化、智能化和个性化的逐步演进过程。在这个过程中，法国不断引入先进的信息化技术，实现了急救服务的快速响应、高效协同和高质量救治。这些经验对于我国急救医疗服务体系的信息化发展具有重要借鉴意义。

二、主要信息系统

（一）急救调度指挥系统

急救调度指挥系统是急救体系的核心，由紧急医疗救助中心运营。它允许接警员接受紧急呼叫，评估情况，然后派遣急救资源。该系统能够识别呼叫的紧急性，根据情况分派救护车队、医生或护士。接警员可以与患者通话，以了解症状和提供医疗建议。使用GIS（地理信息系统）来快速定位紧急呼叫的位置，并选择最近的急救资源。系统允许实时通信，以确保救护车队和急救中心之间的协调，减少响应时间。

（二）救护车实时定位与跟踪系统

救护车实时定位与跟踪系统用于监控救护车队的位置，确保它们能够迅速到达紧急现场。该系统使用GPS技术，能够实时跟踪救护车队的位置，同时传输相关信息到急救中心。这使得急救中心能够选择距离紧急现场最近的救护车队，并提供实时交通和路线信息，以缩短响应时间。

（三）院前急救视频监控系统

院前急救视频监控系统允许远程医疗专业人员通过视频监控实时观察患者的症状和提供远程医疗支持。系统配备摄像头，急救人员可以在救护车上与远程医生或护士进行视频通话。远程医疗专家能够评估患者的情况，提供建议，或指导急救人员进行必要的医疗护理。

（四）急救机构的信息系统（电子病历系统）

电子病历系统，用来记录患者信息、医疗历史和急救过程中的数据。医生和护士访问结构化的患者电子健康档案，包括过去的诊断、药物使用、过敏信息等，帮助医疗专业人员做出决策和提供更好的医疗护理。并且这些信息系统的数据互相连接，有助于提高急救服务的效率和质量。

（五）数据挖掘及分析系统

数据挖掘及分析系统用于分析急救服务的数据，以改进急救体系的效率和质量。通过对大量紧急呼叫数据、患者信息和医疗历史进行分析，系统可以帮助决策者识别趋势、改进流程和资源分配，以应对不同类型的紧急情况。

（六）远程医疗服务系统

这个系统通过互联网或专用通信网络，为患者提供远程医疗服务，包括远程会诊、远程监测等。这有助于缓解急救资源的压力，提高医疗服务的可及性。

三、组织架构

（一）紧急医疗救助中心（Service d'aide médicale urgente，SAMU）

SAMU是法国院前医疗急救的主体，负责接听急救呼叫并对急诊电话进行等级分类、调动急救资源、信息汇总、指导教治、与警察和消防等相关部门进行沟通。由法国公共卫生部门领导，并与全国各地的急救医疗机构进行合作。SAMU指挥调度中心分为两部分，一是医疗辅助接线员，二是调度医生。SAMU指挥调度中心对急诊电话进行等级分类。紧急医疗救助中心SAMU是一个地区性的组织，它接收周围地区的急救电话，并通过许多通常附属于大医院的专门的救护车单位来调控急救反应。SAMU所控制的急救站被称为SMUR（移动急救服务单位），而且每个SMUR都反过来操纵一辆或一辆以上的救护车（称为UMH），UMH是按照移动式加强监护病房（MICU）的要求配备工作人员和设备的。在大的市镇，SMUR和UMH是合理分布的，从而在往往是交通阻塞的城市中，将反应时间缩到最短。法国医疗紧急救助服务中心官方网站数据显示，目前法国每个省都设有一个紧急医疗救助中心，每个中心可覆盖50万人口，全国有350个医院还配有"移动急救服务室"，使急救网络能更好地覆盖全国。除SAMU派出移动ICU抢救车负责危重患者的抢救外，消防部门广泛参与到院前急救，并往往作为第一救助者首先到达现场，给予患者最基础的生命体征的治疗。SAMU与消防的信息系统之间是可以互相转接、互相配合的。也就是说，当医疗调度指挥中心（15）接到了一个急救电话，患者正处于某种生命困境中。需要消防调度指挥中心（18）的协助，那么消防部门的有关人员会利用其特有的专业技能及专业设备帮助患者脱离困境。同样，18也会接到某些医疗急救电话需要与15配合共同完成任务。在某些省内，15与18之间已经建立了共同的医疗调度指挥中心[1]。

（二）115紧急呼叫中心

这是法国的全国性紧急呼叫中心，负责接收和处理公众的紧急求助电话。当接到关于医疗紧急情况的电话时，115紧急呼叫中心会立即将信息转交给当地的急救服务部门。

（三）其他组织或机构

私人救护车公司、红十字会、公民保护协会、家庭医生等也成为法国院前急救系统的辅助组成部分[2]。私人救护车会参与患者及伤员的转运，受15的支配。根据协议，私人救护车组织可以提供救护车及司机。急救员协会（如红十字会、公民保护协会）参与救治患者，特别是当有大量人群聚集时。在SAMU的要求下，急诊协会可参与急救活动。在某些省内，他们通常发挥着积极有效的作用，同私人医生互相配合或完全取代。私人医生会加入省级全科医生急诊值班的名单，受15调配。这种值班制度正在改革当中，特别是针对持续治疗方面。

[1] 加利，戴丽虹. SAMU-SMUR及院前急救系统的组织与运作 [C]. //2005北京中法急救论坛论文集，2008：22-35.
[2] 张玲，卢献文. 中法院前急救系统的比较及北京急救体系改革的若干思考 [J]. 中国全科医学，2006，9（10）：832-833.

四、建设模式

（一）国家级信息化平台

法国国家卫生信息系统作为全国性的公共卫生信息系统，负责收集、整理和分析全国各地的公共卫生数据[1]。这些数据包括疫情信息、疫苗接种率、医疗资源使用情况等，有助于政府制定针对性的公共卫生政策。平台与其他急救相关信息系统互相连接，实现数据共享和交换。

（二）地区级信息化平台

各地区卫生局负责建设本地区的急救信息化平台，与国家级平台进行数据交换和共享，以实现对本地区急救服务的高效管理。

（三）急救医疗机构内部信息系统

急救医疗机构内部建立有自己的信息系统，用于处理患者在急救过程中的各种信息，如病历、检查结果、治疗方案等。这些系统与其他相关信息系统进行数据交换和共享，以提高急救服务的效率和质量。

（四）远程医疗服务系统

这是一个提供远程医疗服务的机构，通过互联网或专用通信网络，为患者提供远程医疗服务。这个系统与急救医疗机构的信息系统进行连接和数据交换，以缓解急救资源的压力，提高医疗服务的可及性。

（五）救护车调度系统

救护车调度系统负责根据紧急情况的类型和严重程度，对救护车进行

---

[1] Goldberg, Marcel, Jougla, E., Fassa, M., Padieu, R., Quantin, Catherine. The French health information system, Statistical Journal of the IAOS, 2012, 31（28）: 311-341.

合理调度，以确保患者能够尽快得到救治。这个系统与115紧急呼叫中心、急救医疗机构等信息系统进行数据交换和共享。

（六）与其他国家或地区的合作

法国与其他国家或地区在急救信息化领域开展合作，共享急救资源和技术，以提高急救服务的质量和效率。

五、主要应用

（一）救护车调度智能系统

这个系统可以根据紧急情况的类型和严重程度，对救护车进行智能调度，以确保患者能够尽快得到救治。系统可以分析救护车的实时位置、患者病情等信息，优化调度方案，提高救护车的使用效率。

（二）远程医疗服务

通过互联网或专用通信网络，为患者提供远程医疗服务，包括远程会诊、远程监测等。这有助于缓解急救资源的压力，提高医疗服务的可及性。

（三）急救信息共享平台

将急救过程中的各种信息，如病历、检查结果、治疗方案等，在一个统一的信息平台上进行管理和共享。这有助于提高急救服务的效率和质量，减少重复检查和治疗的情况。

（四）智能穿戴设备和健康监测

通过智能穿戴设备和健康监测应用，用户可以随时监测自己的健康状况，并在出现紧急情况时，迅速向急救系统发出求助信号。这有助于提前预防和应对紧急情况，提高急救服务的效率。

（五）人工智能助手

通过人工智能助手，用户可以随时咨询自己的健康状况，并获得相关的健康建议。在出现紧急情况时，人工智能助手还可以帮助用户快速了解急救流程和注意事项。

（六）虚拟现实培训

通过虚拟现实技术，为急救人员进行培训，让他们在虚拟环境中体验各种紧急情况，提高急救能力。

（七）新型数字技术和算法数据

新型数字技术已经变成了法国急诊医学全流程的重要载体，应当积极谋求更稳健的发展。例如利用数字技术进行医疗试点，更好更快地调动和分配急救医疗资源。利用算法数据进行医院患者分流、预测急诊患者流量、等待时间，也用于及时了解急诊科患者体征、对其健康情况进行预测和监控管理。调集急诊室收集的健康数据作为相关预测的大数据资源，并且基于人口健康和国家卫生部责任，启动相应计划，分析疾病季节性趋势，对患者急诊管理和患者健康管理做预测，具体包括急诊室饱和状况，预判患者就诊峰值出现时间点。

六、信息化成效

近年来，法国急诊系统数字化程度不断提高，急诊科医生可通过网络查询患者病历及生物学或影像学检查结果，更准确地提出诊疗建议。不过在新冠疫情防控期间，法国也暴露出医疗系统急救能力和重症设施不足的问题。为此，法国政府启动总额190亿欧元（1欧元约合7.8元人民币）的大规模医疗系统投资计划，其中90亿欧元用于修建和维护现代化医疗机构，20亿欧元用于法国医疗系统的数字化转型发展，以进一步提升急救系统的应对能力及医院的现代化水平。具体成效表现在以下几个方面：

（一）急救响应速度和效率提高

通过救护车调度智能系统和115紧急呼叫中心的配合，法国院前急救能够更快地响应紧急求助电话，缩短救护车到达现场的时间。在这个过程中，急救资源配置得到优化，医疗机构之间的协同被促进，提升了急救服务的整体效能。通过急救信息共享平台，实现各地区急救资源的实时监控和合理调配，提高急救资源的使用效率。

（二）急救服务质量提升

通过远程医疗服务和智能穿戴设备等应用，提高了急救服务的可及性和质量，减少患者在急救过程中的痛苦。

（三）医疗成本降低

通过智能化急救系统，减少不必要的重复检查和治疗，降低医疗成本，提高医疗服务的可持续性。

总之，法国院前急救信息化智慧发展通过利用现代信息技术，优化急救服务流程，提高急救服务质量，为公众提供了更高效、便捷的急救服务。同时，这种发展模式也有助于降低医疗成本，提高医疗服务的可持续性。

第四节　日本智慧急救发展现状

一、发展历程

1933年，日本出现了最早的院前急救服务，包含在横滨消防服务体系中。日本的急救医疗体制是在"二战"后伴随社会环境和疾病构成的变化而发展起来的。在第二次世界大战前的几年里，其他主要城市，如爱知县（名古屋）和东京，纷纷效仿，发展了类似的服务。1947年，日本宪法制定了地方自治法，使地方政府能够提供院前急救服务。从1948年开始在消防法中就规定了：把患者运送给医疗机构的业务由消防机关的急救队来完成。

20世纪60年代后半期，交通事故和职业伤害的发生率上升，院前急救成为日本各地公共服务的重要组成部分。1964年发布《急救医疗体制机构的告示制度》，标志着现代急救服务体系正式建立。1967年，开始筹建急救医疗中心[1]。1977年，日本建立了三级急救医疗体系，第一级是在人口超过5万人的城市建立夜间及节假日急症医疗所，担负常见急症治疗工作，医生由当地私人开业医生兼任，班次由当地医学联合会统一安排；第二级急救医疗的形式有两种，一是在较大城市内，由几个综合性医院轮流担任，二是指定医院留有夜间节假日门诊，它负责较为复杂的患者的治疗工作；"救命救急中心"是日本的第三级急救医疗中心。一般是每100万人口设有一个救命救急中心，每个中型以上的城市均设有一至两个救命救急中心。其后又接连不断地出台了假日、夜间诊疗所和具体措施，急救医疗体制逐渐得到充实。

1973年创立了日本急救医学会，使急救医学学科得到了发展。其后在

---

[1] 马沂，浅井康文.21世纪的急救医疗［J］.日本医学介绍，2002（02）：82–83.

大学里陆续增设了急救医学教研室。1997年创立日本临床急救医学会，成为医师、护士、救护队共同发表意见的场所。1989年发布《急救医疗体制研讨会》，并于1991年出台了急救士制度。

目前，日本的院前救护工作由消防局担任，也就是说消防局担任着双重任务，一是消火防火，二是担任伤员现场救护及输送工作，每一个消防署内，均有红、白两种车辆。

为了正确管理当地急救医疗系统，每个都道府县都设有紧急医疗信息服务。该服务由县政府运营，通过互联网提供有关地区医疗设施的信息。公民和医护人员都可以获得这些信息，尽管某些特定于医院资源的信息仅限于医护人员。在发生重大灾害时，这一系统与国家政府管理的国家灾害信息系统相连接，并被用作提供和交流信息的重要工具，如灾害影响的程度、损失和可用的医院资源。

二、日本院前急救信息系统组织结构及职能

日本电信网络（Nippon Telegraph and Telephone，NTT）已指定119作为通用紧急接入号码，可直接连接到位于地区消防总部的调度中心。消防急救中心接到119急救电话后立刻派出离患者最近的救护车，使急救队员能够以最快的速度到达现场，急救队员在初步询问及检查病人后必须立刻与消防急救中心联系，报告病情，并进行现场急救，由消防急救中心与离现场最近的、能够处理该病情的急诊医院联系确定搬送医院。医院值班医师接到电话后做好抢救准备，现场抢救及运送过程中医疗救治的咨询工作是由消防急救中心的值班医师、救命救急士负责。当病人需要更先进的护理时，救护车还提供院内运输服务。所有费用由地方政府通过税收支付，不向患者收取护理和/或交通费用。根据地方自治法和消防法，紧急医疗服务由地方政府消防总部提供。人口少于15万的地区，每5万人配一辆救护车；人口超过15万的地区，每增加7万人配三辆救护车。日本的急救医

疗服务系统（Emergency Medical Service Systems，EMSS）是一级的，除了有限的区域，其中移动的ICU救护车可用。救护人员由三名成员组成，他们接受过紧急救援、稳定病情、转运和创伤护理等培训。日本的这种急救系统为国家拨款，国民可免费使用。

日本院前急救信息系统的重要组成部分是急救医疗情报系统。急救情报系统包括急救医疗情报中心和中毒情报中心。急救医疗情报中心24小时进行急救情报的收集和提供。中毒情报中心随时回答一般国民和医疗机关的咨询，收集、整理和提供化学物质、动物、植物等所致急性中毒的诊断治疗的情报[1]。该系统通过电子计算机将本地区的医疗机构和消防系统联系起来，其作用是掌握医疗机构情况（医生、床位、手术条件等），当接到呼救信息后可迅速根据病情和医疗机构情况选择最恰当的医疗机构，通知家属或急救中心派救护车运送，其关系示意图如下。

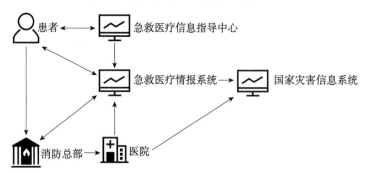

图2-2　日本院前急救信息系统基本架构

日本院前急救信息系统于2019年利用5G的高速、大容量的特点，在灾害现场设置高清晰度的360度照相机。通过5G网络将影像传送、投影到VR空间上，从而在VR空间内构建医疗从业者和消防机构联合指挥、支援现场的系统。

---

[1] 郝志梅，田炜.日本急救医疗服务体制的现状及问题［J］.中国卫生事业管理，2009，26（02）：139-140.

三、院前急救队伍

院前急救护理人员分为三个级别：初级救护人员（FAC-1）、中级专业人员（SFAC）和高级救护人员（ELST）。所有救护人员都必须接受消防技术和救护车操作（紧急驾驶反应、战术、技术和维修）方面的培训。根据135小时的基本标准训练课程，FAC-1等级使机组人员有资格进行基本的生命支持，管理氧气和建立口腔气道。SFAC机组人员完成了250小时的国家标准培训课程，包括FAC-1培训，以及AED使用培训，喉镜取出上呼吸道异物，用于休克患者的抗休克服（PASG），自动复苏器和基本生命体征监测设备。ELST是完成ELST国家标准培训课程或同等课程，并通过国家认证考试的救护人员。ELST在BLS的各个方面以及与院前急救护理相关的一些ALS程序方面接受培训。除了SFAC进行的手术外，ELST还允许使用侵入性替代气道，如喉罩气道，以治疗心搏骤停患者。对于那些已经完成国家标准培训课程的人来说，气管插管是心搏骤停患者管理的首选方案。2006年后，授权的ELST能够管理肾上腺素。虽然现时并没有正式的救护人员再认证制度，但紧急救护队队员每两年须接受128小时的住院训练。此外，医疗控制咨询委员会大力鼓励他们参加继续教育机会，如会议、研讨会、讲座和技能实验室。截至2005年4月，日本全国共部署了57966名救护人员，包括15317辆ELST和4757辆救护车。在有限的地区，如船桥和千里，移动的ICU救护车配备了医生，称为"医生车"。此外，在北海道、长野、千叶、神奈川、静冈、爱知、和歌山、冈山和福冈，都可以利用绰号为"直升医生"的直升机提供空中医疗服务。这项服务是仿照德国空中救护系统，工作人员包括一名飞行员和受过专门训练的急诊医生和护士。

四、应用现状

（一）日本院前急救先进设备

亚洲国家中，目前日本急救中心的设备最先进，并且装备精良。日本医疗机构不仅常规医疗设备先进，而且配备了具有国际先进水平的化学毒剂侦检和防护装备。比如，日本光电公司的WEC-2001型（发送）心电图传送调制装置体积小，抗噪声性能好，便于携带，可在急救现场用，便携式电话从救护车内实时传送心电图波形等模拟信号。在发送信号的过程中仍能接受医院的指示。该装置还能与急救无线电连接。日本电气三荣公司研制的医用信息传送装置由146型调制器和446型解调器组成，可实时传送心电图波形、心跳数、非验血血压值、血氧饱和度、体温等。其特点是可一边传递生命信号信息，一边通话。医生可根据生命信号信息给予医疗指示。装置与生命信息监测器组合在一起，可很容易地从急救现场传送生命信号。急救现场信息、通信、微电子、计算机等现代高新技术已广泛应用于日本救援的组织指挥、情报信息和决策咨询。灾害医学信息系统可实时收集分析国内外重大灾害信息并及时提供专业咨询。各急救中心与消防指挥中心24小时畅通连接，指挥中心可随时掌握各急救中心诊疗活动及床位使用情况。

（二）日本空中急救医疗

空中运输已成为日本救援力量远距离运送重症伤病员的主要方式。日本各级消防厅（局）都设有急救部和指挥中心，各消防队均配备有急救队，形成了高度发达的城乡急救网络。医疗直升机主要在昼间实施救援，服务范围是基地医院50千米范围，约15分钟航程部分，偏远地区如北海道可能覆盖到半径100千米范围。固定翼医疗飞机覆盖半径可达到1000千米。近几年，日本很多医院配置了空中急救用直升机。需要急救时，消防局先出动救护车赶到现场，有生命危险者立刻联系医疗救护直升机，当地接收伤病员的医院派出医生和护士搭乘配置有急救设备及药品的直升机从医院停机坪出发直接飞赴现场，医护人员现场对伤者进行简单救治后送回医院或转运到其他医院。[1]

（三）基于云计算的新型急救医疗信息系统

云计算是在规模庞大的数据中心与高速通信网相融合的基础上发展起来的。作为一种高效率的IT运用方式，计算的普及将促使社会和经济生活发生重大变革。新型急救医疗系统的开发即基于云计算的应用。目前救护车在决定将病人送至哪个医院时平均所花时间为10分钟，而利用NTT公司提供的云计算服务Setten开发的新系统，可在1分钟左右确定送往哪家医院最适当。这个项目由4个子系统组成，即通过传感器自动收集医院情况的医院信息实时收集系统；将患者信息与医院信息整合的综合智能系统；救护车车载IT设备和输入数据的终端组成的车载IT系统；将多种无线通信系统时时保持在最优状态的救护车通信系统。新系统在列出适于救治病人的医院的同时，可实时利用传感器显示出各医院手术室和病房的空闲情况，并且可随即联系专科医生，通报应诊信息。在救护人员的信息终端上，还会显示出到达可接收病人医院的预计到达时间，救护人员只要再打手机确认一下即可。这将使送病人到达目的医院的时间从过去平均所需的30分钟缩短至15分钟。该系统计划把岐阜市10座医院、100名医生和144辆救护车动态地联系在一起。这是世界上第一个此类系统，开发成功后将普及至全日本[2]。

---

[1] 辛军国，赵莉，马骁.美德日俄四国空中医疗救援体系比较及对我国的启示 [J]. 中国急救医学，2018，38（4）：6.

[2] 日本新型急救医疗系统 [J]. 医学信息学杂志，2010，31（05）：95.

（四）"Doctor-Heli"医用直升机

"Doctor-Heli"英文全称为"Doctor Helicopter"，中文译为"医用直升机"。2000年，日本进行了急救医疗系统的改革，开始着手建立全国性的直升机救援体系——"Doctor-Heli"。2001年，日本第一架医疗救护直升机投入运行，标志着"Doctor-Heli"正式诞生。随后，日本的航空医疗救援体系得到了快速发展，直升机救援网络逐渐覆盖全国。有研究指出，开胸手术这个紧急抢救应尽早得到医生的专业救助，最好是在到达医院前就可以得到救助，在日本，医院应急的Doctor-Heli解决了这一困难，大大缩短了到达现场的时间。

（五）VR救急指挥中心

2019年8月底在埼玉县所泽市防卫医科大学举行了日本首次利用虚拟现实（Virtual Reality，VR）技术进行救灾与医疗支援的实证实验。实验的名称是"VR救急指挥中心"。[1]由于普通的平面影像很难掌握受灾状况等灾害的整体情况，因此，这次用360度相机摄像，上传到VR空间，这样，现场职员和远程医疗从业人员等专家就可以进行双向沟通。远程医护专家及时对现场职员发出适宜的处置指示，就可以使救护活动顺利进行。

（六）智能手机应用程序

日本大阪市政府自2013年1月起开发并引进了大阪智能应急信息检索网络系统（Osaka emergency information Research Intelligent Operation Network system，ORION），该系统使用智能手机应用程序，供现场EMS人员选择医院，并积累了所有救护车记录。ORION数据由智能手机APP数据信息、救

---

[1] 张梦馨，纪浩.基于5G+的智慧急救医疗服务体系构建研究［J］.医学信息学杂志，2022，43（05）：61-71.

护车记录、医院数据信息组成。ORION所有数据都合并在ORION服务器中，并作为日本大阪府的一个大型数据库进行管理。[1]

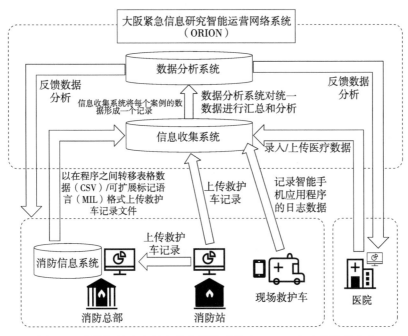

图2-3　大阪智能应急信息检索网络系统（ORION）建设模式示意

五、主要成效

急救信息化系统会引导救护车按最短路线到达可接收病人的医院，缩短了救护车的运输时间。以前，急救人员必须根据自己的经验和知识给附近的医院打电话或者参考控制中心为病人寻找可用的医院进行转移。

[1] Okamoto J, Katayama Y, Kitamura T, Sado J, Nakamura R, Kimura N, Misaki H, Yamao S, Nakao S, Nitta M, Iwami T, Fujimi S, Kuwagata Y, Shimazu T, Matsuoka T. Profile of the ORION（Osaka emergency information Research Intelligent Operation Network system）between 2015 and 2016 in Osaka, Japan: a population-based registry of emergency patients with both ambulance and in-hospital records. Acute Med Surg. 2018 Sep 25; 6（1）: 12-24.

因此，除非医务人员和急救人员相互核对信息，否则他们无法掌握哪个医院可接收新患者以及哪个医院正在接收更多或更少的紧急病例的状态。

急救信息化系统的引入利用了移动网络，以便参与院前患者护理的所有医务人员能够随时随地以真实的时间检查和共享有价值的信息。急救人员可以根据情况在路上或医院内外操作平板电脑，这是非常有用的。网络搜索结果显示了医院不接收病人的原因，例如满员或专科医生人数不足。必须在现场将适当的技术应用于院前护理的工作流程，以便有效地护理患者并将其分配到适当的医院。

急救信息化系统对急救医疗系统产生了许多积极影响，并降低了与该系统相关的成本。云计算的新型急救医疗信息系统投入使用后，每年成功地减少了运营成本。云计算技术服务器的功耗成本、服务器的位置成本、人工成本和设备更换成本大幅降低。旧系统需要更多的费用来购买和安装服务器以及维持系统的运行和维护。相比之下，云计算降低了这些成本，其费用是按使用付费的。因此，新系统降低了60%的成本。

新急救信息系统与日本传统的紧急转移支持系统不同的是新系统不仅记录了对需求的响应率数据，还记录了运输后的临床结果。因此，这个新系统的数据使我们能够审查紧急病人是否被转移到适当的医院。此外，由于每个地方政府都有自己的区域环境管理系统安排和政策，它们可以利用从新的应急支持系统获得的区域数据修改其环境管理系统政策。

第五节　德国智慧急救发展现状

一、发展历程

（一）德国急救发展历程

早在君主专制时期，德国已有关于复苏和急救帮助的国家和地方法令。最初的有组织的急救服务是由慈善人士自愿资助而发展起来的，当时主要从事院前急救服务。1938年，海德堡外科医生Martin Kirschner指出："并非伤者必须立即就医，而是医生必须迅速赶往伤者处，因为紧接下来的意外情况可能是致命的。"这一理念成为德国急救服务系统的重要指导思想之一。目前，分布于德国的3000余个急救站和8000余名急救工作人员构成了世界上最密集的院前急救网络，每年完成约41.5亿次出勤任务，其中47%有急救医生的参与[1]。在过去的25年间，德国的急救系统逐渐发展成为统一标准的、覆盖全国的专业组织。制定了救护车、直升机、设备、调度中心以及适合系统的培训要求等一系列标准。德国的EMS可追溯到18世纪，名为"Scheintote"的地方团体在一些州建立。19世纪中叶汉堡的政府机构为生病和受伤者建立了运输服务，例如用特殊设计的马车救护车提供此项服务，马车的设计非常清楚地表明了马车只提供运输而不是治疗。这一传统一直保持到1960年左右，直到梅茨的Rudolf Frey教授和乌尔姆的Friedrich Wihelm Ahnefld教授开始设计现代的救援系统。Ahnefld教授发展了"抢救链"这一概念。纵然当时有一些有想象力的医生如外科教授Martin Kirschner曾在1935年提出在严重紧急状况发生时，医生应到达病人身边而不是其他的方法。第一个接受此概念的是海登堡大学的外科教授Karl-Heinz Bauer。1957年，他创建了第一辆有医生的救护车，想法是在事故现场为受害者提供外科急救服务。

---

[1] 钱巍，张传汉.德国院前急救系统［J］.中国急救医学，2007（12）：1139-1141.

（二）德国急救信息化和数据化阶段

随着科技的发展，德国医疗发展了包括数字化卫生系统，利用数字化技术进行智能诊治，对计算机辅助诊疗、个性化的健康预防方案和个性化的药物治疗等的系统提供支持[1]。在院前急救领域，德国配备了很强的空中和地面救援力量，并且充分利用现代信息技术，评估和计算急救力量的地理配置模型和调配机制。2010年德国洪堡萨尔兰大学Walter等评估了院前医疗急救系统，建立了第一辆移动卒中单元（MSU），尤其利用物联网、移动互联网、云计算、5G等新一代信息通信技术，将移动卒中单元、急救中心、脑卒中中心和医疗机构等各模块有效地连接起来，改变了传统的卒中院前救治模式，将急救工作前移，显著缩短了患者发病到静脉溶栓时间。

二、组织架构

德国是世界上应急管理体系高度发达的国家之一，在各急救区域建立整体化急救指挥中心。

（一）急救中心

德国的急救中心有一流的现代化信息管理系统。设立了急救"监控中心"，由25名医务人员组成，对急救医疗的运行实行全面指挥与控制。监控中心24小时处于应急状态，负责对突发事件与急危重病人的抢救指挥任务。紧急救援工作以分秒时间计算，通过信息系统对现场进行指挥与监控联系，及早通知院内各部门做好应急抢救任务，提高抢救成功率。急救中心有现代化的紧急救援运输系统，门诊大楼顶层能起降直升机，接待突发事件、意外

---

[1] 王云屏，张毓辉，张振忠.德国卫生研发投入及健康产业创新体系分析［J］.中国卫生经济，2021，40（05）：88-91.

事故及重危病人的抢救运送。平均每天直升机接送病人1—2次，飞机停稳后，通过专设急救通道，争分夺秒地将患者运送到急症室或手术室救治。急救中心还配备救护车5辆，设备先进，配套齐全，有心电监测、心脏起搏、吸氧吸引装置、检验仪器和床边X线机等设备，手术台配有麻醉器材与急救药物。急救中心救治神速，能抢能救，诊治结合，具有很高水平[1]。新的整体化急救指挥中心实现了由单纯的联络中心向现代化的医疗指挥中心转变，成为相关救助指挥系统的协调中心和所有求助的核心咨询机构，能够依据逻辑的、经济的和历史的数据做出重大医疗决定，在车辆管理、患者挂号、床位咨询、急救人员与医院间的联系以及提供危重症患者转运、灾难事故中对各单位进行协调和快速派出工作组等方面发挥其应有的作用。并且急救中心有4条线路与警察队相通，负责调度所在地的救护车和直升机，并协调医院接收伤病员的工作。救护车服务分固定的与临时在出事地点集合的两种，无论是从陆地上或从空中运送伤病员，德国的救援工作都是高效率的，空中救援尤其是德国急救工作的一大特点。自20世纪70年代以来，空中急救事业发展迅速，现在已有36个直升救护机站基地，执行50—70千米半径的急救任务，几乎覆盖了近95%的领空，医务人员于5—20分钟可抵达灾害或事故现场，20—45分钟将伤病员送到医院，已成为日常急救的重要力量。斯图加特市是德国空中急救的中心，工作效率高，被认为是当代世界空中急救在组织管理和抢救工作上最有成效者。

现在德国全国各地区基本上形成了以急救中心和消防队、急救医院、医院急诊科为主体的急诊医疗信息网，其急诊医疗系统比较完善，具有速度快和受益面广的特点。消防中心主要承担救火和其他灾难事故的技术救援工作，患者的急救运送工作，其中救火只占消防工作的12%，德国消防队主要分为专业消防队、志愿消防队和企业消防队三种。急诊及辅助机构

---

[1] 李满华.考察德国急救中心见闻［J］. 南方护理学报，2001（02）: 62.

均由州卫生部负责管理，整个急诊系统由三部分构成：急诊救护、急诊医疗以及协同工作的消防队。多数州的急救中心、医院急诊科、消防队提供日夜急诊抢救、急诊医疗和急诊护理服务。消防队虽不直接进行急诊医疗，但却是急诊工作的开拓先锋，其任务是排除险情、将受难者解脱出危险环境、为急救工作创造极为良好的条件[1]。

（二）112紧急呼叫中心

德国在全国范围内推行统一的急救呼救号码"112"。在德国，消防队伍和医疗救护队伍（特别是红十字会）是应急救援的第一响应者，肩负着所有突发事件的第一时间应急处置工作。所有消防员都需要掌握必备的基础性医疗救护知识，并在应急救援时对伤者进行第一时间的医疗救护。消防队的接警调度中心在接到突发事件报告以后，根据报警和紧急救援指挥程序，立即安排救援力量到达现场抢险救人。

（三）汽车俱乐部空中急救（Allegemeiner Deutsche Automobil Club，ADAC）

ADAC自1970年制造第一架空中急救直升机至今，创建并完善了航空医疗救援体系、院前急救体系，以及集医疗、教学培训为一体的综合性体系。其中指挥中心信息联网，可以同时与医院信息、交通信息以及救护车或救援直升机车载信息联网，实时掌握各医院与现场道路最新情况，通过救护车和飞机上完善的通信设备及时协调和指导。德国的医疗服务基本实现了信息网络化。医疗保险公司与其下属的所有医疗机构均可通过网络实现资源共享及互动沟通，每个患者均有自己的医疗身份编号，只要在计算机里输入编号，患者的所有个人信息（包括诊断、相关检查、治疗方式）

---

[1] 桂莉，周彬，霍正禄等.美英日德国的急诊医疗服务体系综观［J］.中国危重病急救医学，2001（06）：325-326.

会通过网络连接后呈现。救护车和急救飞机上都安装有卫星定位系统及电脑，在转运患者的同时，高级医护助理会对患者进行病情评估，在第一时间上传患者信息到接收医院，而接诊医院相关人员获得该信息后，可提前准备救护小组，查询路况信息，缩短运输时间。信息化的管理使其工作呈现可视化及可调控化，各种信息资源的同步共享，节省了救援响应时间，提高了工作效率[1]。ADAC只对他们的会员提供紧急救援服务，对于未满23岁的年轻司机，会费非常低廉，满足相应要求的话是免费的，普通会员年会费54欧元起。

（四）其他组织或机构

德国急救信息指挥系统满足突发事件和灾害事故的应急指挥和日常救助的需要，调度手段比较先进而实用，急救中心、急救站、飞机急救中心、红十字急救站、私人急救站、急救医院、消防急救、安全等部门无线或有线通信终端已形成动态信息双向反馈制度，建立了相应的监督机制。

三、应用现状

（一）5G智慧移动卒中急救系统（5G smart mobile stroke emergency system，5G+SMSES）

2010年，德国通过融入5G网络建成了世界上第一辆移动卒中单元（Multi-Subscriber Unit，MSU）[2]，除了常规设备外，还配备了由蓄电池驱动的移动CT、远程医疗设备系统和及时护理系统。5G+SMSES利用互联网、移动互联网、云计算、5G等新一代信息通信技术，将MSU、急救中心、卒

---

［1］张新蕾，魏彦芳，孔令山等.德国汽车俱乐部空中急救培训体会［J］.中华灾害救援医学，2014，2（12）：691-693.

［2］张梦馨，纪浩.基于5G+的智慧急救医疗服务体系构建研究［J］.医学信息学杂志，2022，43（05）：61-71.

中中心和医疗机构等各模块有效地连接起来，利用5G高速率、低时延、大连接的特性，将急救工作迁移，实现"上车即入院"抢占急救的黄金时间。研究表明，MSU改变了传统的"串联式"救治模式，在一定程度上缩短了患者"无效等待"时间，提高了救治成功率，而没有增加不良事件[1]。

5G移动卒中单元整体架构可分为终端层、网络层、平台层和应用层四部分架构。终端层实现持续、全面、快速的信息获取。网络层实现实时、可靠、安全的信息传输。平台层实现智能、准确、高效的信息处理。应用层实现成熟、多样化、人性化的信息应用。移动卒中单元总体架构如图2-4所示。

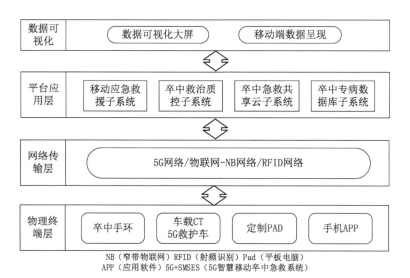

图2-4 德国5G智慧移动卒中急救系统总体架构

（二）德国航空急救组织（DRF）

德国拥有目前世界上最密集的院前急救网络，高效率是其急救医疗服务的最大特点[2]。作为地面医疗救护系统的支持和补充，德国空中救护高度

[1] 郑波，杜潇，王建等.基于5G网络技术的智慧医疗在移动卒中急救系统领域的架构设计研究［J］.中国卒中杂志，2021，16（01）：7-14.
[2] 钱巍，张传汉.德国院前急救系统［J］.中国急救医学，2007（12）：1139-1141.

发达。用于空中急救服务的直升机按照其用途可分为以下四类：第一类，急救直升机（Rettungshubschrauber，RTH），用于紧急情况救助；第二类，重症转运直升机（Intensiv-Transport-Hubschrauber，ITH），用于患者转运；第三类，大型急救直升机（GroBraum-Rettungshubschrauber，GRH），用于灾难急救；第四类，医生出勤直升机（Notarzteinsatzhubschrauber，NEH），用于转运医生。

空中救护的主要任务是搭载救护人员及急救设备，在第一时间用最快的速度前往医疗事发地点，对伤病员实施及时救治，并根据需要将伤病员及时运往医院进一步治疗。除此之外，救护直升机还用于医院间重症患者的转诊运送，药品、血制品、医疗器械和捐献器官的紧急运输，以及在山区或海域执行搜救任务。当有急救医师出诊需求，而没有可动用的地面急救医师和救护车，或者从医学角度来说出动空中救护比地面救护的时间优势更明显时，急救协调中心则会安排RTH实施空中救护；当患者或伤员需要尽快被转运到医院进行进一步治疗，且有通过地面转运的禁忌证或通过地面转运对病/伤情明显不利，或伤病员离需转运的医疗机构较远，而就近又没有急救医师和救护车可用时，可动用RTH将伤病员从事发地点运往医院进一步治疗[1]。

（三）医疗急救数据集（MED）

为了改善对紧急医疗信息的获取，德国联邦卫生部推出了所谓的医疗紧急数据集（MED），是对个人病史的简要总结，为紧急医疗提供者提供重要的患者信息，该数据集可以存储在电子健康卡上，并且提供了在德国电子健康卡上存储有关先前诊断、药物、过敏和其他紧急相关信息。该数据集的使用方法主要是由德国的初级保健医生完成了总共64个基于纸张的急诊数据集，然后由德国临床医生、急诊医生和护理人

---

[1] 唐洪泰，程大胜，夏照帆.德国的空中救护［J］.解放军医院管理杂志，2009，16（01）：47-62.

员基于虚构的急诊场景进行评估。然后将随机选择的30个MED翻译成英文，并由国际急诊医生和护理人员进行评估。MED于2021年在德国推出。

MED主要包含以下项目：

1.诊断，包括ICD-10代码、诊断日期等；

2.药物史，包括药品商品名、通用名、剂量等；

3.过敏史，包括过敏原、过敏反应症状等；

4.医疗植入物，包括植入物的类型、规格、植入日期等；

5.特殊情况，包括是否怀孕、是否属于流浪者、是否沟通障碍等；

6.联系信息，包括家人、医生的姓名、电话等；

7.患者特殊信息，包括血型和其他需要特别说明和注意的信息。

如果MED的实施取得成功，将是提高急诊医疗信息及时获取和改善急诊医疗服务的大好机会[1]。

（四）远程急诊医生系统（TEP）

在2020年3月，德国北威斯特伐利亚州卫生部在北威州推出了远程急诊医生系统（TEP）。其工作原理是：当现场的护理人员需要紧急医疗建议时，就会呼叫远程急救医生。远程急救医生可以看到患者的数据，包括心电图。并且也可以进行视频通话，这样医生也可以看到患者，并在必要时与患者交谈。

通常，在三种情况下，需要电话紧急呼叫：

1.确认药物的使用，例如，由护理人员使用的止痛药。

2.支持选择合适的医院或确认病人不需要住院。

3.在复杂的紧急情况下支持护理人员，直到急诊医生到达现场。

[1] Born J, Albert J, Borycki E M, Butz N, Ho K, Koczerginski J, Kushniruk A W, Schenkel J, Juhra C. Emergency Data Management - Overcoming (Information) Borders. Stud Health Technol Inform. 2016；231：18-22.

在2020年，北威州的紧急服务呼叫超过140万次，包括需要急诊医生在场的紧急情况。目前，远程应急服务只在北威州的几个地区实施。2014年在亚琛实施了第一个远程急救服务。2021年，75名远程急救医生在亚琛及邻近地区服务了超过28000次急诊呼叫[1]。

（五）智能手机全球紧急呼叫支持系统（ECSS）

全球紧急呼叫支持系统（ECSS）显著改善了在患者迷失方向或语言障碍的情况下的应急反应。在没有ECSS的情况下，救助可能会延迟2小时或更长时间，并可能具有相关的救生效果。这是WiFi地理定位首次在紧急情况下被证明是一种有用的改进，可以增强GPS，特别是在建筑物内或建筑物附近。其流程主要是地理位置数据必须通过短信和电子邮件转发到德国警报中心，发起通话，以核实紧急情况和地理位置数据。随后，生成一份传真，并将其发送给患者所在国家的当地援助伙伴。本地合作伙伴将传真以本地母语转发给本地EMS报警中心。最后，患者被紧急医疗服务送到当地医院[2]。

[1] Juhra C, Born J, Borycki E M, Kushniruk AW, Ho K. Medical Emergency Data and Networks: A German-Canadian Comparison. Stud Health Technol Inform. 2022 May 20; 291: 27-35.

[2] Weinlich M, Kurz P, Blau M B, Walcher F, Piatek S. Significant acceleration of emergency response using smartphone geolocation data and a worldwide emergency call support system. PLoS One. 2018 May 23; 13（5）.

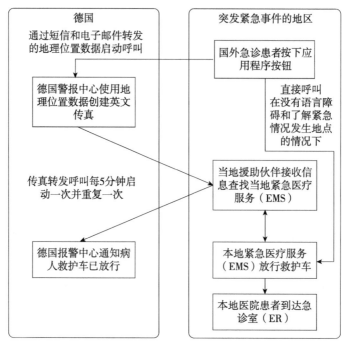

图2-5　德国紧急呼叫支持系统（ECSS）流程

四、主要成效

（一）通过急救信息化系统，医疗保险公司与其下属的所有医疗机构均可通过网络实现资源共享及互动沟通，每个患者均有自己的医疗身份编号，只要在计算机里输入编号，患者的所有个人信息（包括诊断、相关检查、治疗方式）会通过网络连接后呈现。救护车和急救飞机上都安装有卫星定位系统及电脑，在转运患者的同时，高级医护助理会对患者进行病情评估，在第一时间上传患者信息到接收医院，而接诊医院相关人员获得该信息后，可提前准备救护小组，查询路况信息，缩短运输时间。信息化的管理使其工作呈现可视化及可调控化，各种信息资源的同步共享，节省了救援响应时间，提高了工作效率。

（二）通过急救信息化系统，5G网络技术应用在新技术驱动下催生了众多的创新移动医疗应用，改变着传统医疗模式，更加重要的是借助移动通信技术的发展逐步实现了以远程医疗应用为代表的新型医疗模式，对构建无线化、远程化、智能化的智慧医疗进行赋能。5G智慧移动卒中救护车运行数据显示，车载头颅CT 30秒扫描完成，10分钟内出示影像报告；血细胞分析仪1分钟完成，血气分析仪2分钟完成；自动出凝血仪10分钟完成，生化分析仪12分钟完成，20分钟内可出示检验报告，意味着20分钟内即可给予车载静脉溶栓治疗。通过5G+SMSES打破了院前急救、院内诊治的传统"串联"模式，真正实现"上车即入院""卒中急救无等待"的高效救治模式。

（三）通过急救信息化系统，使得德国院前急救系统实现了各部门间高效率的联系及配合，并且有利于广泛参与欧洲和世界急救网络，从而进一步提高急救服务水平和质量。未来，德国急救系统将致力于提供涉及多领域的急救服务，建立由医务人员参与指挥和领导，有急救医生、院间转运人员和其他工作人员参加，由休克单元、观察中心、短期重症监护室和院内复苏治疗室等接收部门组成的逻辑化急救体系，以保证提供高质量和高效率的急救处理，提高患者满意率。

（四）通过急救信息化系统，医务人员在紧急情况下，能快速和容易获得专门知识。德国的几个项目旨在利用现代通信技术，不分时间和地点，为医疗急救专业人员提供专门的医疗知识。为了提供这种专业知识，获得诸如药物和已有疾病等医疗信息是很重要的。德国于2021年推出标准化的医疗急救数据集，为急救专业人员提供他们所需的信息，使他们能够在紧急情况下安全、快速地获取医疗信息。

第三章　我国智慧急救发展现状

第一节　全国院前急救信息化建设情况

一、我国院前急救事业发展历程

我国院前急救作为社会保障体系的重要组成部分，是由政府主办、非营利性公益事业，是基本医疗服务的提供者。院前医疗急救在满足人民群众日常医疗急救需求，应对传染病疫情、灾害事故、突发公共卫生事件和重大活动医疗保障等方面，发挥了不可替代的作用。我国的院前急救体系建设与国外相比起步较晚。先后经过了"早期、运转、进展"的由小到大、由弱到强的发展历程。

1950—1955年，北京、上海等大城市设立独立急救站，开始行使院前急救职能。

1980—1987年，国家陆续发布政策文件，将"120"电话作为全国统一的急救号码，标志着我国院前急救体系建设正式开始[1]，全国城市院前急救医疗体系（EMSS）初步形成。

2002年，我国成立了中国医院协会急救中心（站）管理分会，在此后陆续成立了由中华医学会、中国医师协会、中国中西医结合学会等全国性

---

[1] 陈晓松，吕传柱. 中国"急救"今论（系列）之七——中国院前急救的现状与展望 [J]. 中国急救医学，2015，35（2）: 2.

行业组织的院前急救"学术组",多个省市也设立了本地区的院前急救学术组织。2003年,中国医院协会急救中心(站)管理分会牵头并建立了"中国急救网"网站,该网站也是我国最早的急救专业信息平台,现已成为我国院前急救行业的旗舰网站。

2008年,新中国急救的第一部国家行业标准《救护车》(WS/T 292-2008)正式发布。2009年成立的《医学参考报·急诊医学频道》成为国内院前急救从业者的专业公开交流平台,便于各界学者了解国内外先进急救理论与经验。

党的十八大以来,国家发布的《"健康中国2020"战略规划》对院前急救医疗体系建设提出战略要求,院前急救向着规模化、体系化、规范化、智慧化方向发展。

《"十四五"国民健康规划》中提出要创新急诊急救服务。一是要优化院前医疗急救网络。继续推进胸痛、卒中、创伤、危重孕产妇救治、危重新生儿和儿童救治等中心建设,为患者提供医疗救治绿色通道和一体化综合救治服务,提升重大急性疾病医疗救治质量和效率。二是要完善智能化调度系统,推动院前医疗急救网络与院内急诊有效衔接,实现患者信息院前院内共享,构建快速、高效、全覆盖的急危重症医疗救治体系。

经过30余年的发展,我国所有省会城市及50%以上300余个地级市和2000余个县级城市均建立了具有地方特色的、以城市为单位的急救中心和紧急医疗救援中心,相关从业人员已超万人,全国县级以上的公立医院均建立了独立的急诊科和二级乃至三级的院前救援网络体系,并形成了院前急救—院内急诊—急诊重症监护室的生命绿色通道[1, 2]。尤其在经历了"非典"、汶川地震、新冠等多个突发事件之后,政府和社会对公

[1] 鞠庆梅. 我国院前急救的发展现状 [J]. 护理研究, 2013, 27 (11C): 3715 - 3716.
[2] 陈晓松, 吕传柱. 中国"急救"今论(系列)之七——中国院前急救的现状与展望 [J]. 中国急救医学, 2015 (2).

共卫生的重视程度不断增加，院前急救也从单纯的院前转运变为集代表政府职能、急救救援、医疗保障、危重病监护转运等功能为一体的急救医疗服务体系。

二、我国院前急救模式

我国的院前急救网络是在"非营利性、统一受理、统一调派、统一指挥"的原则下，依据各地区自身的综合因素，建立起的科学、合理的院前急救服务体系。院前急救体系主要由从事院前急救的机构、院前急救相关立法、急救网络构建、人员培养、学科建设等组成。

我国目前尚无统一的院前急救模式，各个城市根据当地发展状况以及结合自身的医疗急救体系，基本形成了独立型、指挥型、依托型、综合型等四种主要的院前急救模式。

（一）独立型

代表城市为北京、上海。急救中心配备急救人员（司机、医务人员、担架员）及车辆，为独立的医疗卫生机构，既有院前急救的调度指挥权，又有人、财、物等资源的调配权，按照地理区域，以派车半径为原则，设分站及站点，与有关医院紧密配合，形成院外由急救中心负责，院内由医院负责的急救网络。特点：急救中心自主性高，便于管理；但需要政府财政投入较高[1]。

（二）指挥型

代表城市为广州、成都。急救中心只有单纯的院前急救调度指挥权，人员、车辆由各急救网络医院提供。特点：急救站点的布点相对容易，易

---

[1] 李金年. 我国院前急救事业的现状与展望［J］. 中国危重病急救医学，2002，14（5）：259-261.

于缩小急救半径，财政投入少；但在管理上难度较高，急救中心的权威性不高[1]。

（三）依托型

代表城市为重庆。急救中心依附于两家大型综合性医院，指挥调度相对独立。特点：易于在依附的医院开展院前院内一体化救治，但与其他急救站点的协同调度有所欠缺[2]。

（四）综合型

为国内大部分急救中心的运行模式。急救中心拥有院前急救调度指挥权，采取"直属急救站+网络医院"模式。即直属急救站的人、财、物等资源归急救中心所有，在站点急救半径外的地方，由网络医院配备人员、车辆，接受急救中心的统一调度，执行院前急救任务。特点：急救中心有一定自主性，保证了调度指挥的权威性，对政府财政投入的要求较独立型稍低；但在网络医院的质控管理上有一定的难度[2]。虽然目前暂无研究明确哪个模式更具有优势，但《意见》中明确指出，城市地区建立以急救中心为主体，二级以上医院为支撑的城市院前医疗急救网络；农村地区建立县级急救中心—中心乡镇卫生院—乡镇卫生院三级急救网络[3]，由此显示，我国院前急救模式未来将以综合型作为其发展方向。

---

[1] 李金年. 我国院前急救事业的现状与展望［J］. 中国危重病急救医学，2002，14（5）：259-261.

[2] 李金年. 我国院前急救事业的现状与展望［J］. 中国危重病急救医学，2002，14（5）：259-261.

[3] 国家卫生健康委等九部门. 关于印发进一步完善院前医疗急救服务的指导意见［EB/OL］. 2020-09-17. http://www.nhc.gov.cn/yzygj/s3594q/202009/4b20d1ac72914b3997f76110ccc0103d.shtml.

三、院前急救信息化政策体系

20世纪80年代，卫生部发布《关于加强城市急救工作的意见》，明确了我国急救网络的性质和任务，对建立健全急救组织、加强急救工作、促进急救学科发展等提出要求。2013年国家卫生计生委印发《院前医疗急救管理办法》，对院前急救机构设置、执业管理、质量监督等进行了规定，对院前医疗急救工作进行规范。

随着现代网络信息技术的发展，智能化医疗设备不断出现以及应用移动计算技术的日益成熟，对我国院前急救工作提出更高要求，院前急救需要加强信息化建设。2016年10月，原国家卫生计生委发布《医院信息平台应用功能指引》（国卫办规划函〔2016〕1110号），其中明确要求二级以上医疗机构要实现医院门急诊与院前急救机构（救护车）的信息对接，提供现场急救信息技术支持，在突发事件群体性伤员及危重症伤病员送达医院前提早了解患者基本信息和疾病信息，做好患者运送途中救治信息支持，并根据现场状况和疾病情况进行医疗处置指导。2017年2月《关于印发2017年深入落实进一步改善医疗服务行动计划重点工作方案的通知》（国卫办医函〔2017〕139号），提出急救中心（站）需要充分发挥在院前医疗急救中的指挥调度作用，并通过信息化手段实现患者院前院内医疗信息共享。同年12月，《医院信息化建设应用技术指引》（国卫办规划函〔2017〕1232号）发布，进一步明确和细化院前急救服务中医疗机构信息平台的应用功能，要求二级以上医疗机构必须具备院前急救知识库、移动监护及音视频信息的采集和存储（含现场急救和转运过程）、急救信息共享与协作、救护车定位、行车路径引导等主要技术和功能。2018年，国务院办公厅《关于促进"互联网＋医疗健康"发展的意见》中提出，要提高医院管理和便民服务水平：推进院前救护车载监护系统与区域或医院信息平台连接，做好患者信息规范共享、远程急救指导和院内急救准备等工作，提高急救效能。

2020年新冠疫情在我国暴发，为做好应对新发突发传染病医疗服务保障，有效提升院前医疗急救服务能力，同年7月国家卫生健康委印发了《关于新冠肺炎疫情防控常态化下进一步提高院前医疗急救应对能力的通知》（国卫办医函〔2020〕557号）。明确加强院前急救信息化建设，加强院内院外衔接。提出国家卫生健康委应建立院前急救工作信息上报机制，加强信息管理，健全监测预警机制。各地需加强急救中心信息化建设，推动信息共享与联动，提高调度效率与水平。为利用5G、大数据、人工智能等新一代信息通信技术进一步提升医疗卫生服务现代化水平，2020年9月，国家卫生健康委联合工业和信息化部印发《关于进一步完善"互联网＋医疗健康"支撑体系开展院前医疗急救呼救定位试点工作的通知》，明确完善网格化布局管理、实现定位信息对接共享、畅通信息联动衔接、完善信息共享标准四项试点任务，对加强组织领导、认真推进落实、强化信息保护、及时报送信息四个方面做出明确要求。同月，国家卫生健康委联合国家发展改革委、教育部、工业和信息化部、公安部、人力资源社会保障部、交通运输部、应急管理部和国家医保局共九个部门联合制定的《关于印发进一步完善院前医疗急救服务指导意见的通知》（国卫医发〔2020〕19号）发布，旨在进一步加强院前医疗急救体系标准化、规范化建设，提高院前医疗急救服务能力，更好地满足人民群众对院前医疗急救的需求。指导意见以"软硬结合、全面提升"为基本原则之一，提出要加强院前医疗急救信息化建设。建立健全全国院前医疗急救工作信息管理系统，加强急救相关信息管理，健全急救系统监测预警水平。提高院前医疗急救信息化水平，推动院前医疗急救网络与医院信息系统连接贯通，推动急救调度信息与电信、公安、交通、应急管理等部门及消防救援机构的信息共享与联动，探索并推广急救呼叫定位，探索居民健康档案与调度平台有效对接，提高指挥调度和信息分析处理能力。这对新时代我国院前医疗急救事业的发展和信息化建设具有十分重要的指导意义。

同期，国家卫生健康委与工业和信息化部联合以北京、江苏、湖北、广东四省市为试点范围开展院前医疗急救定位试点工作，利用新一代信息通信技术进一步提升医疗卫生服务能力的积极探索，通过快速共享120呼救者的移动电话位置信息，有效节省急救调度时间，提高急救反应能力，为及时救治患者，保护群众健康和生命安全构筑起有力屏障，并逐步实现在全国范围内的院前医疗急救呼救定位。

四、院前急救信息化标准规范体系

为规范院前急救信息化建设管理，现行的与院前急救信息化有关的标准规范主要有以下内容：

（一）《院前医疗急救指挥信息系统基本功能规范》（WS/T 451-2014），此标准规定院前医疗急救指挥信息系统的基本功能，包括总体要求、功能构成、功能要求和数据接口；适用于全国各级各类急救中心或卫生行政主管部门进行院前医疗急救及紧急医疗救援调度和指挥信息系统的开发与应用。

（二）《院前医疗急救基本数据集》（WS 542—2017），此标准适用于院前医疗急救信息收集、存储与共享，以及院前医疗急救信息系统建设。规定了院前医疗急救基本数据集的数据集元数据属性和数据元目录。数据元目录包括呼叫受理基本信息、调度指挥基本信息、突发事件信息、质量控制和管理、院前患者基本信息采集表的相关数据元。

（三）《基于移动通信网的救护车车载信息服务系统总体技术要求》（YD/T 3516-2019），此标准适用于物联网场景下院前急救救护车车载信息服务系统，规定了基于移动通信网的救护车车载信息服务的定义、业务实现架构、服务功能要求、车载设备要求与服务性能指标。

（四）《5G+院前急救应用平台技术规范》（T/GDWJ 011—2022），此标准围绕第五代移动通信（5G）技术环境下，规定了院前急救信息技术应用平台的基本功能，包括总体要求、网络技术要求、设备技术要求和应用软件技术要求等。适用于急救调度指挥、数字化救护车、院前急救与院内救治协作等院前急救应用场景，以及独立型、指挥型和依托型等多种院前急救模式。

（五）《严重创伤院前与院内信息链接标准》（WS/T 815—2023），此标准规定了院前急救机构将严重创伤患者从院前转至接诊医院时有关信息录入和信息链接的方式、内容和数据库要求。适用于全国各级各类院前急救机构的医务人员与接诊医院的医务人员之间进行严重创伤患者病情信息的交接。

五、组织架构

目前国家级与院前急救信息化建设相关的机构主要有以下几类：

（一）行政管理部门

1.国家卫生健康委员会作为最高卫生行政管理机构，其下设的规划发展与信息化司、医政司和医疗应急司等部门，主要负责全国范围内的院前急救信息化建设的协调和推进工作，指导并监管院前急救信息化建设，组织拟定重大战略、相关规划、政策和标准规范等。

2.国家应急管理部，负责组织编制国家应急总体预案和规划，指导各地区各部门应对突发事件工作，建立灾情报告系统并统一发布灾情，统筹应急力量建设和物资储备并在救灾时统一调度，指导安全生产类、自然灾害类应急救援。

3.工业和信息化部，统筹推进国家信息化工作，推动跨行业、跨部门的互联互通和重要信息资源的开发利用、共享；负责拟订高技术产业规划、政策和标准并组织实施，指导行业技术创新和技术进步；统筹规划公用通信网、互联网、专用通信网；统一配置和管理无线电频谱资源，维护空中电波秩序。

（二）业务指导部门

我国目前尚无国家层面的院前急救信息化业务指导部门，国家级院前急救信息化相关职能大多分散在各学会、协会、社会团体之中。

（三）服务机构

我国的院前急救服务机构主要由急救中心、急救站构成。急救中心依据行政区域划分，可分为省级、市级和县级，分别根据面积和人口规模设置多个急救站点，负责本辖区范围市民的日常急救工作等。急救中心主要负责本区域院前急救信息化建设规划、系统开发、基础设施建设、信息利用等。

（四）科研机构

各大医学院校、综合大学医学院、中国医学科学院、中国信息通信研究院等机构，拥有一批卫生健康信息化相关领域的科研团队，通过开展战略规划、标准制定、决策咨询、方法创新、新技术应用等理论研究和应用实践，推动院前急救信息化技术的快速发展。

（五）行业协会

中国医院协会信息专业委员会，开展国内外医院信息学术交流活动；制定有关医院信息标准规范及规章制度；培训和提高医院信息人员专业水平。

中国医疗器械产业协会、中国医学装备协会等，注重院前急救信息化相关装备和器械的安全和有效性；负责制定与院前急救信息化相关设备、器材的标准和规范，提供行业内的综合服务和技术支持，并通过开展学术交流等活动，促进医学装备科学技术的创新开发和合理应用。

中华医学会急诊医学分会，负责加强急诊医学学术交流，建设适合我国国情的急诊医疗体系——院前急救、院内急诊、ICU 和现代通信设施。

中国医学救援协会，主要负责国家突发事件的医学救援的技术指导、辅助科学决策、咨询和业务支撑，承担国家行政部门委托的技术管理工作。

中国医院协会急救中心（站）分会，负责院前急救相关培训，院前医疗临床技术和管理标准研究与制定。

（六）相关企业

主要涉及各大电信运营商、网络基础设施服务商、IT 企业、院前急救装备生产厂商等与院前急救网络建设和无线网络技术有关的企业，通过5G、互联网技术与云计算技术等参与到院前急救信息化建设当中，有利于提高院前急救信息化建设的智慧化和数字化。

六、应用情况及主要成效

北京、上海、深圳等急救中心已经开始运用智能化指挥系统，系统具备用智能化院前急救调度指挥系统、救护车实时定位与跟踪系统、院前急救视频监控系统、院前电子病历系统、院前急救移动结算支付系统、数据挖掘及分析系统等功能。

北京、南宁、沈阳、成都、南京、长沙、哈尔滨等省会城市和直辖市急救中心在智能化指挥系统基础上，还引进了高级调度在线生命支持系统（ADLS），调度员通过电话对患者进行早期的自救互救指导，填补了急救人员到达前的"空窗期"。这些系统有效提升了院前急救服务能力[1][2]。

[1] 阳世雄，龚维玲，杨桂溶，等.南宁市院前医疗急救服务存在问题及解决对策［J］.中华医院管理杂志，2016，32（8）：598-600.
[2] 刘晖，刘红梅，王韧，等.院前急救服务智能化协同系统设计与构建［J］.中华医院管理杂志，2019，35（10）：828-831.

南昌、南宁、九江等急救中心调度系统的技术模式已经步入"互联网云调度"模式，具有扩展性高、运营维护成本低的特点，为实现多元化、智能化的院前医疗急救服务提供了可能[1]。

七、存在问题及发展趋势

目前，我国有40%的急救中心尚无智能调度系统，仅依靠电话接警，调派效率低[2]。有学者建议各地急救中心应借助具有高带宽、网络切片、低时延数据传输优势的5G信息系统，加快调度平台的信息化建设，优化调度流程，提高效率[3]；通过具有高速传输数据的5G信息化调度平台加强胸痛中心、卒中中心、创伤中心、危重孕产妇救治中心、危重儿童和新生儿救治中心"五大中心"院前院内的协同救治，打通与专科中心急救急诊各救治环节，实现危急重症患者院前院内的无缝衔接，缩短患者获得救治的时间窗[4,5]；仿效大型综合医院精细化管理[6]，借助信息化平台搭建急救中心绩效管理系统，提升急救中心内部管理智能化水平。

[1] 刘力，刘国勇，高品鑫，等.浅析120云调度系统在院前医疗急救工作中的运用 [J]. 中国数字医学，2020，15（9）：3.
[2] 焦雅辉.砥砺奋进，铿锵前行——我国院前医疗急救发展与展望 [J]. 中国急救复苏与灾害医学杂志，2017，12（9）：4.
[3] 郭程，俞晔，谢仁国，等.5G智慧医疗院前急救模式探讨 [J]. 中国卫生质量管理，2021，28（1）：61-63.
[4] 乔莉，张劲松.5G对急救体系的影响及研究现状 [J]. 中华急诊医学杂志，2020，29（7）：3.
[5] 朱杰，顾嘉奇，汤景云，等.智慧急救与重点专科中心信息化建设应用实践 [J]. 中国卫生信息管理杂志，2020，17（6）：786-789，794.
[6] 王霞，潘登，张瑶，等.医院绩效管理系统设计实践与思考 [J]. 中国医院管理，2020，40（11）：73-75.

第二节　北京市院前急救信息化建设情况

一、院前急救业务概况

院前急救体系是首都基本公共服务和城市安全运行保障体系的重要组成部分，是政府举办的公益性事业，北京市院前急救经过多年发展，功能不断完善，服务能力和水平持续提升。北京市院前急救工作主要由北京急救中心牵头承担，目前中心负责全市120统一指挥调度、日常院前医疗急救现场救治和途中监护转运、突发事件紧急医疗救援、院前医疗急救行业管理、大型活动和重要会议应急医疗保障、急救培训、科研与教学等任务，在保障城市运行安全、维护人民群众身体健康方面发挥了不可替代的作用，也为全国院前医疗急救事业发展做出了贡献。同时受市级卫生健康行政部门授权，参与全市院前医疗急救体系建设与网络布局规划，负责急救行业质量控制与监督管理，承担全市专业急救培训定点机构职责，指导社会急救能力建设与急救科普宣教。

（一）院前医疗急救工作

从北京急救中心成立起，就以承担首都市民日常急危重患者现场救治和转运为己任，注重伤病员的现场医疗救治，每年成功挽救危重症患者达数万余人次，多年来为保障首都市民生命安全和身体健康做出了巨大的、无可替代的贡献。2023年，北京120受理急救电话90.52万人次、出车89.11万车次，急救呼叫满足率达到99.99%，平均急救反应时间缩短至12分钟左右，院外心脏骤停现场心肺复苏成功率达11.5%，均居全国领先水平。

（二）突发事件紧急医学救援工作

多年来，北京急救中心参与了各类突发事件的紧急医疗救援任务。在2003年抗击非典战役中，北京急救中心创造了"接触非典患者最多、转运人数最多、投入医疗人员最多、感染人数最少"的记录，被国家卫生部、北京市政府、全国总工会授予先进集体荣誉称号；在2020年新冠疫情期间，承担全市疑似、确诊患者及密切接触人员的转运任务，且实现医护人员零感染。北京急救中心出色完成各类突发事件的紧急医疗救援任务，为最大限度减少突发事件造成的人员伤亡，维护首都社会的稳定和经济快速发展发挥了重要的作用。

（三）院前医疗行业管理

北京急救中心是唯一独立开展过"区域急救网络研究"的急救中心，院前急救网络布局规划技术方面处于全国领先地位，其产出的科研成果用于指导工作实践。2017年成立"北京市院前医疗急救质控中心"，组建院前医疗急救专家委员会，构建北京市院前医疗急救质控绩效考核体系，制定《北京市院前急救医疗质量控制考核三级指标》，细化设置考核指标61项，以"数据驱动"为流程，对直属分中心诊疗过程实行质量管理，对市政府周报呼叫满足率、急救绿道APP等数据进行分析，对各急救分中心、救护车组运行环节进行质量控制，提升院前急救服务能力。

（四）院前急救知识培训工作

北京急救中心下设急救培训中心，一方面对各医疗机构专业人员进行急救技能培训；另一方面通过"市民急救课堂"和急救科技馆等形式宣传普及急救知识。编制《北京市急救员授证培训教学大纲》，《初级急救员培训标准教程》，将急救知识写入国家基础教育课本。推动AED等急救设施设备在公共场所安装，并与120调度指挥系统对接。

（五）大型活动和重要会议应急医疗保障

北京急救中心常年为国家和北京市重大活动和重要会议提供强有力的应急医疗保障，如2008年奥运会、亚运会、世青赛、世园会、2022年北京冬奥会和冬残奥会等，每年的全国两会、高考、马拉松等活动和清明节、国庆节、春节等假日。

二、政策体系及标准规范

2020年6月，北京市人民政府办公厅印发了《关于加强本市院前医疗急救体系建设的实施方案》（京政办发〔2020〕18号）。方案中工作目标明确指出：一是，加强院前医疗急救体系建设。通过政府举办、社会参与，实现统一规划布局、统一指挥调度、统一服务规范、统一监督管理、统一保障标准、统一绩效考核，形成管理高效、高度信息化、可持续发展的院前医疗急救服务体系。二是，要持续提升院前医疗急救服务质量。加强院前院内急救衔接机制，严格落实衔接工作规范，科学推进分级分类救护，实现指挥调度中心根据呼救需求初步判断患者病情轻重缓急并分类调派相应资源，救护车组根据现场判断采取相应救治措施，提高院前医疗急救资源使用效率。建立院前院内急救信息共享平台，实现院前医疗急救指挥调度中心、救护车及医院信息共享，使医院第一时间了解患者信息，及时做好接诊准备；同时，利用手机客户端，积极推进多种支付方式，探索建立院前院内急救一体化收费、线上收费和事后付费等机制。

2020年6月，北京市卫生健康委、北京市规划和自然资源委员会联合印发《北京市院前医疗急救设施空间布局专项规划（2020年—2022年）》（京卫发〔2020〕4号）。该规划指出：2022年底前完成465个急救设施建设和调整，本市院前医疗急救服务平均反应时间小于12分钟，急救呼叫满足率不低于95%，服务满意率不低于98%。

2021年5月，北京市发布新修订的《北京市院前医疗急救服务条例》，进一步提出，要加强信息化技术应用，保证与卫生健康部门、调度机构、院前医疗急救机构及时沟通院前医疗急救相关信息；市卫生健康部门应当建立院前医疗急救信息平台，实现全市院前医疗急救信息共享互通；市卫生健康、交通、公安机关交通管理部门应当建立院前救护车信息共享机制，为院前救护车管理和通行提供保障。

2021年11月，北京市卫健委出台了《北京市智慧医疗健康实施方案》。总体目标为：以习近平新时代中国特色社会主义思想为指导，以新发展阶段、新发展理念、新发展格局为总要求，以实现高水平服务、高质量发展为目标，以提供全方位全生命周期健康服务为宗旨，推动实现智慧医疗健康发展，促进治病为中心向健康为中心的转变。利用2年左右时间，实现数据治理能力显著提升，数据管理机制更加健全，基于行业大数据的高水平服务、高质量发展效果突出，智慧医疗健康建设取得实质进展，总体应用达到先进地区水平，部分应用处于全国领先水平。其中智慧急救作为16个关键应用场景之一要求2022年启动，在现场急救和转送过程中，院前急救人员及时获取院内急救资源信息及患者病史，院内医护人员及时获取现场急救影像、患者生命体征数据，通过院前、院内数据互通，提升急救效果。

2023年12月，北京市卫生健康委员会印发《关于加强本市院前医疗急救管理体系建设的通知》，提出信息化赋能促进高效精细化管理，充分利用大数据、人工智能、5G、区块链等信息技术，激发院前医疗急救行业新活力、培育新动能、实现新突破。推动将智慧急救建设纳入北京全民健康信息平台，北京急救中心牵头做好全市院前医疗急救信息化建设的顶层设计，推动120调度指挥系统服务更加便民，努力打通院前院内急救信息化堵点，实现120指挥调度中心、救护车及有关医疗机构信息共享和院前急救车辆、药品、器械、耗材、电子收费、质控等数字化管理，推进医保实时结算。各区卫生健康委要加强协同配合，并结合辖区实际进行完善。

三、组织架构

（一）行政管理部门

根据《北京市院前医疗急救服务条例》规定，北京市人民政府负责对全市院前医疗急救服务工作的领导，对全市院前医疗急救机构实施统一规划布局、统一指挥调度、统一服务规范、统一监督管理。北京市人民政府研究建立符合院前医疗急救服务特点的管理体制，明确划分市、区人民政府及其有关部门的责任，并将院前医疗急救服务工作纳入政府绩效考核体系。

各区人民政府按照全市统一规划，负责本行政区域内院前医疗急救机构设置规划的组织实施。

北京市卫生健康部门主管本市院前医疗急救服务工作，负责组织、协调、监督管理院前医疗急救服务活动，制定全市院前急救信息化建设规划，负责统筹院前院内信息系统衔接等事项。

各区卫生健康部门在区人民政府的统一领导和市卫生健康部门的业务指导下，依法对本行政区域内的院前医疗急救服务活动进行监督管理。

北京市发展改革、财政、规划自然资源、人力资源社会保障、医保、民政、公安、交通、教育、经济和信息化等部门按照各自职责，做好院前医疗急救服务相关工作。

（二）业务指导部门

北京院前医疗急救服务将原有的120和999两套服务网络统一，明确急救任务分工，目前全部院前医疗急救、突发事件紧急医学救援等业务统一由120服务网络负责，999主要负责非紧急情况下患者转运、活动保障、科普宣传等。

120服务网络隶属于市、区卫生健康管理部门，由北京急救中心管理具体业务。呼叫号码为"120"，采用"一级调度、三级管理"的运营模式。"一级调度"是指急救任务直接从市急救中心调度指挥中心调派全市急救车组，"三级管理"是指在业务管理上采用"市急救中心——急救分中心——急救工作站"方式。

999服务网络隶属于北京市红十字会，由北京市红十字会紧急救援中心运营管理。呼叫号码为"999"，采用"中心——急救站"两级扁平化管理模式，主要职责是承担非院前医疗急救转运服务以及航空医疗救援服务。

（三）服务机构

北京急救中心是院前急救唯一特服呼叫号码120服务网络的业务主管运营单位，承担全市120指挥调度、日常院前医疗急救服务和突发事件的紧急医疗救援、急救网络建设与管理、急救知识普及培训等任务，负责全市院前急救信息化建设工作。

急救分中心，接受北京急救中心统一指挥调度，开展院前医疗急救任务，承担政府指令性医疗保障任务，负责辖区院前医疗急救网络管理和业务指导。全市共有5个急救中心站和15个急救分中心。其中，东城、西城、通州、经开区和西部5个急救中心站及下设的71个急救工作站由北京急救中心直属运行，其人财物均由北京急救中心管理和保障。其余15个急救分中心隶属各区政府，各急救分中心下设急救工作站，东城区、朝阳区、海淀区、通州区、丰台区等设立独立法人的急救分中心，为全额拨款单位，其人、财、物独立运行，无直属运行急救工作站或直属运行部分急救工作站，非直属急救工作站由区域内各级医疗机构承担运行；其他行政区急救分中心依托于区属医院，下设急救工作站由区属医院及区域内各级医疗机构协同运行，经费来源包括区财政、医疗机构和急救收入，人、财、物由依托医疗机构统筹管理运行，急救人员由医疗机构单独招聘或部分院内医务人员轮转。

目前，市卫生健康委持续推进区域独立法人急救分中心设置，统筹区域日常院前急救、突发事件应急处置、区域急救网络体系建设等工作。

（四）科研机构

北京急救中心牵头，与中国医学科学院医学信息研究所、北京大学医学部、首都医科大学等科研机构和高校合作，共同开展院前急救信息化规划、主要信息系统设计等研究工作。

四、建设模式

北京市院前急救信息化工作由北京市卫生健康委统筹推进，市急救中心负责指挥调度、急救医疗、应急处置、重大活动保障、综合管理、社会培训等信息系统，以及全市急救通讯网络、信息网络等基础设施的建设工作。部分区急救分中心根据区卫生健康委的需要和安排，开发用于本区的信息系统，并负责本区硬件基础设施的管理和维护工作。

五、主要信息系统

（一）调度指挥系统

北京现有120急救调度指挥系统是基于最新技术架构打造的核心业务系统，全面覆盖呼救者、急救中心、急救分站、志愿者等，并且可扩展衔接多个子系统，支持患者多渠道呼救、精准定位、语音应答及视频指导等功能，为急救患者建立一个快速、科学、合理的急救快速通道。

（二）院前医疗服务系统

北京市急救中心搭建了患者救治过程中的多方信息整合平台，打破了院前、院内信息化系统"两张网"的交互壁垒，建立起统一的院前、院内相关信息联动、共享机制；能够实现医疗设备、监护设备等相关信息的实时采集；能够支持与区域健康档案、电子病历、车载等相关系统的对接，从而让普通救护车变身"流动的急诊室"，真正实现危急重症患者"上车即入院，入院即治疗"。

（三）应急保障系统

1.突发事件应急管理系统

突发事件应急管理系统可以实现对突发医学救援事件的事前、事中、事后的全流程管理。应急值班人员接收多种渠道的应急事件报告进行登记、上报；指挥官对突发医学救援事件的分析研判，根据智能化预案匹配、调度指挥救援队、物资、车辆等应急救援，对救援过程进行动态监测，按需生成事件过程报告；事后对突发事件进行回溯、总结评估，生成事件评估报告。

2.大型活动保障系统

大型活动保障系统通过与120急救系统的无缝对接，可高效实现急救诊疗过程可视化及远程指导。首先，系统会动态汇聚医疗点、救护车及定点医院多方填报的数据和自动采集的相关设备数据；其次，系统可以通过移动视频采集、监控设备等实现急救诊疗过程可视化及远程指导；最后，系统可实时动态呈现活动场馆医疗点、保障救护车的分布与数量，各场馆患者接诊人数、接诊患者病情及异常症状统计等信息，以便科学合理地调派急救资源，高效应对大型活动赛事期间的医疗急救保障工作。

（四）综合管理系统

急救核心业务管理系统是在引入科学的库存管理理念的基础上，将现代信息技术与先进的管理理念相融合，结合120急救的实际情况打造的简繁适宜的核心业务管理功能组，主要用于急救中心对包括救护车、急救病历、急救分站、急救费用等相关信息的智能化管理。

（五）公众服务系统

120面向公众的急救服务主要包括提供便捷的呼救渠道，让各类人群都能够在出现紧急情况时顺利呼叫公共急救服务；提供急救知识及技能培训，提高全民急救普及率，让公众在出现常见的危急情况时有能力自救互救；尽可能多的发展急救志愿者，让他们在救护车到达之前参与对急危重症患者的紧急救援，提高急救成功率。

六、基础设施

（一）院前急救信息网络

全市急救网络布局统一规划，按照核心、汇聚接入三层标准架构构建基础网络，以支撑急救调度、电话呼叫、宣传等业务；安全物理环境防护符合等级2.0的基本要求，安全区域边界防护可以对外部攻击行为进行监测和阻断，并采用双机热备的方式保证系统的可用性。不断提升信息安全保障能力，满足三级等保要求；搭建了120调度指挥系统应用及数据应急备份，保障数据安全。

（二）机房现状

北京市急救中心机房所在办公大楼具备防风、防雨和防震能力。机房配有柜式空调，温湿度控制在合理范围内，能够保证机房内的设备正常运行；机房配有UPS设备，可确保机房设备在断电情况下短时间内的正常运行；机房采用防静电地板，主要线缆铺设于线槽内，网络和安全设备以机柜的方式放置，设备标识清晰；机房顶部配置感烟感温报警器，配有火灾声光报警器，能够对火灾情况进行及时报警，机房内配备七氟丙烷气体灭火装置。

北京急救中心信息系统核心网络设备和业务服务器采用冗余部署方式，实现高可用性。虚拟化服务域采用6台服务器主机进行集群部署。同时也作为核心业务系统的备份区域。网络依据不同业务划分了安全域，主要有互联网边界域、外网核心交换域、数据库域、应用服务域、虚拟化业务域等共6大安全域。其中互联网边界域部署链路负载、防火墙、防病毒网关进行出口安全防护、各应用及数据域边界部署边界防火墙进行安全隔离，安全管理域部署了堡垒主机、入侵检测、综合审计、防病毒、安全管理平台等安全运营管理措施。

（三）政务云应用

按照《北京市市级政务云管理办法（试行）》要求，考虑到北京120系统的特殊性，系统采取逐步迁移至政务云的方式完成建设，目前仅将管理部分迁移至政务云，以确保急救调度指挥仍通过本地服务器的服务得到快速响应，确保老百姓的急救响应时效。

第三节　上海市院前急救信息化建设情况

一、院前急救业务概况

上海市院前急救体系主要由市急救中心和9个区的急救中心组成，市急救中心负责中心城区（7区），各区急救中心负责所在行政区域的院前急救业务。上海市医疗急救中心始建于1951年，随后几十年间9个区的急救中心相继建立。随着时间发展，上海市已形成了由上海市医疗急救中心与各郊区（县）的区域院前医疗急救中心（站）组成的二级院前医疗急救服务体系，从而形成了"统一指挥、分散布点、就近救护、分层分类、快捷有效"的院前急救医疗服务体系。上海市院前急救体系主要承担着上海市群众日常急救、突发公共事件救援和重大活动保障等职责等业务与职责。

据《上海统计年鉴2022》数据显示，上海市院前急救中心（站）12个，急救从业人员4088人，其中卫生技术人员829人，执业（助理）医师207人。截至2020年8月，上海市拥有救护车总量1062辆，拥有急救分站187个。据《上海市卫生健康状况报告（2022）》，上海市医疗急救中心全年院前急救完成急救公里2863.15万公里；救护车次102.80万次，急救人次97.97万次。

二、政策体系及标准规范

2013年上海市原卫生和计划生育委员会制定《上海市院前医疗急救事业发展"十二五"规划》（沪卫计委医政〔2013〕009号），规划明确提出加强上海市院前医疗急救信息化和智能化建设要求。其中提出引入患者分级调派系统，探索建设数字化救护车管理系统、建立院前院内一体化的诊断救治和信息传输模式，并尝试院前急救与社区卫生服务快速有效的联动机制。

2016年2月1日，上海市人民政府印发《关于深化本市院前急救体系改革与发展的指导意见》（沪府〔2016〕12号），提出加强院前急救全环节的信息化建设，统一全市各急救中心（站）的院前急救业务数据标准和数据交换接口，建立全市院前急救业务管理信息平台的新要求；并要求推进院前急救信息与卫生行业信息共享，与公安、应急管理等相关部门信息的互联互通。在院前院内急救的衔接机制方面提出"院前院内信息交互协同，建设救护车与院内急救信息的实时交互平台"等要求。同年7月《上海市急救医疗服务条例》通过，进一步规范了当地院前急救的发展，要求当地通过信息化手段实现患者院前院内医疗信息共享。12月，上海市原卫生和计划生育委员会根据《关于深化本市院前急救体系改革与发展的指导意见》（沪府〔2016〕12号）精神，制定《上海市院前医疗急救事业发展"十三五"规划》，在规划中关于院前急救信息化建设要求、目标与指导意见相一致。

2018年，上海市质量技术监督局发布《监护型救护车配置规范》（DB31/T 1108-2018），此标准规定了监护型救护车的基本要求、改装要求、外观标识要求、医疗舱内部功能布局要求、通讯及信息化系统配置要求和急救药械配置要求。

2021年，市卫生健康委等七部门联合制定了《上海市"便捷就医服务"数字化转型工作方案》（沪卫信息〔2021〕5号），提出运用5G、大数据、人工智能等数字化技术，构建智慧急救等七个应用场景，促进实现了院前接诊、检查、转运、车上医保结算、院内为一体的急诊急救协同服务等院前急救智能化应用。2022年上海市卫生健康委对该工作方案做了进一步升级，《关于印发上海市"便捷就医服务"数字化转型2.0工作方案的通知》（沪卫信息〔2022〕3号）提出便民"一键呼救"，智慧响应提升保障能级，现场急救指导及急救志愿者资源联动等新要求。

三、组织架构

（一）行政管理部门

1.上海市（区）人民政府，负责领导本市院前急救信息化建设工作，将院前急救事业纳入当地发展规划，并建立完善的财政投入机制和运行经费补偿保障机制、统筹组织协调深化本市院前急救体系改革与发展工作。

2.上海市卫生健康委主管本市范围内的急救医疗服务工作；区卫生健康委负责管理本辖区内的急救医疗服务工作。共同管理、协调、监督管理本行政区域内院前医疗急救信息化建设工作。

（二）业务指导部门

上海市医疗急救中心，承担市民日常院前医疗急救服务、突发事件医疗应急救援、各类国际国内重大活动和重要会议医疗保障以及专业和市民普及性医疗急救培训等职责，并在紧急状态下统一指挥、调度全市院前急救资源。

（三）服务机构

由上海各个区、县的医疗急救中心组成，主要负责各区、县伤病人院前医疗救护工作，承担突发性事件急救任务，为人民健康提供基本医疗保健服务。

（四）科研机构

主要为当地各大高校的相关研究中心（院），如复旦大学医学院、上海交通大学医学院，上海健康医学院等，促进院前急救信息化技术、设备创新，科研成果转换，还可为院前急救信息化建设培养高科技人才。

（五）行业协会

上海市医学会急诊医学专科分会，通过开展学术会议、参与制定相关政策与标准促进上海市院前急救信息化交流合作与建设发展。

（六）相关企业

中国移动通信集团上海有限公司等通信运营企业在建设过程中为院前急救信息化建设提供综合信息化解决方案，如视频应急智慧平台。

四、建设模式

上海市院前急救信息化建设主要由市卫生健康委负责总体工作方案和规划的制定和推进，市区两级的急救中心（站）切实保障院前急救信息化规划与方案中各项任务的落实，将各项信息化建设任务贯穿于实际工作中。各区政府建立规划检测评估机制，定期对其规划实施进度和实施效果开展全面评估，将结果报送卫生计生行政部门，以此加强对于信息化建设的监管力度；同时市和区人民政府将院前急救发展纳入国民经济和社会发展规划，建立完善的财政投入机制和运行经费补偿保障机制，财政局根据财政事权与支出责任划分要求，做好相关资金保障。

五、主要信息系统

（一）急救调度系统，可对患者病情轻重缓急进行评估，开展分层救护，合理调派急救资源，优先确保危及生命的急救服务，实现急救业务的精细化管理。

（二）救护车辆管理系统，具备北斗导航定位管理功能、电子地图及车辆定位功能、车辆轨迹回放功能、测量距离功能等。

（三）三维电子地图系统（GIS）与固话手机双定位系统。

六、基础设施

上海市急救中心依托政务云、政务网等城市新型基础设施，实现相关急救机构间的信息互联互通，并在2021年建成全市"120"云调度平台、院前急救5G专网、院前院内协同救治平台、医保费用实时结算平台和全市院前急救业务数据平台，提升院前急救信息化水平，数据交换平台还依托院前院内信息共享平台。

七、应用现状及主要成效

截至 2021 年底，院前院内协同救治平台已覆盖上海全部市属设有急诊的医疗机构及部分区属医疗机构；救护车向医院传送信息及会诊交接 16.8 万次，面对疫情防控的巨大挑战，上海市医疗急救中心仍实现了呼叫接听率与服务满足率双一百，"急救平均反应时间"达到了 12 分钟以内的较好水平；救护车载医保实时结算 4.7 万次，超过前三年线下医保窗口急救服务结算总和。

八、发展趋势及展望

《上海市卫生健康发展"十四五"规划》提出，"十四五"期间建设覆盖长三角 22 个城市的区域急救转运信息共享平台，并健全院前急救转运体系，实现急诊急救信息互联互通和无缝衔接，支持远程指导急救转运和应急救治。

同时《上海市改善就医感受提升患者体验主题活动实施方案》（2023—2025 年）提出急救高效衔接、分区分级的计划，以此提升患者急诊急救体验，信息化建设方面要求 5G 技术与急救信息系统融合应用，实现救护车车辆 5G 信号全覆盖，搭建患者数据院前院内实时交互信息系统。

第四节 成都市院前急救信息化建设情况

一、院前急救体系概况

成都市院前急救体系由急救指挥中心及120网络医院组成。

急救指挥中心包括市急救指挥中心（市级）和11个二级分中心（区县级），市急救指挥中心负责5个老城区、天府新区（成都直管区）、高新区、新都区、温江区、双流区、郫都区共11个区域的院前急救指挥调度工作，各二级分中心负责所在行政区域的院前急救指挥调度工作。截至2023年底成都市120网络医院共有194家，市急救指挥中心直接调度120网络医院（市级）92家，各二级分中心直接调度120网络医院（区县级）102家。成都市急救指挥中心承担全市院前急救指挥调度、专业培训、质量控制、紧急医学救援的现场指挥协调等工作。

成都市急救指挥中心成立于1997年，2005年中心增挂"成都市紧急医学救援中心"。中心现址位于武侯区府城大道西段，占地近1.3亩，建筑面积3500平方米，2023年设置指挥席位19个，日常开放席位10个，受理120呼入电话93.2万个，调派救护车27.8万次，救治23.7万人；处置3人以上突发事件1295起，救治4666人；呼救处置率100%。

成都市政府投资建设的成都市紧急医学救援中心新址位于龙泉驿区，占地面积2.6万平方米，建筑面积近2.8万平方米，包括调度指挥、业务培训、灾备仓储、科学研究、中心急救站、业务及后勤等功能。新址于2024年底投入使用。

二、信息化建设概况

为积极融入成都市"智慧城市"建设工作，满足市民对于及时、规范、高效的院前急救服务需求，成都市急救指挥中心充分利用现代信息通信技术和5G网络传输技术的发展成果，于2020年启动"成都市智慧急救信息平台"建设工作，平台于2021年8月正式上线运行，有效推动了成都市院前急救体系建设信息化、数字化和智能化转型。

平台依托成都市政务云运行。利用数据通信技术、网络技术、5G传输技术、数据库技术、视频技术等技术手段，创新采用呼叫中心云化、SIP中继运用等新技术应用，建设了包括院前急救指挥调度系统、应急救援管理系统、急救培训管理系统、急救质量控制系统、急救资源管理系统、急救大数据分析系统、计费系统、知识库系统、可视化展示系统、共享交换系统等内容的应用系统，整合了救护车救援管理系统。截至2023年底，平台与11个二级指挥分中心实现协同指挥、资源共享；与78家120网络医院预告知系统、城市智慧治理中心实现语音、视频、图像传输；救护车救援管理系统接入救护车607辆，日常值守出诊的120救护车300辆。

三、信息化建设运用成效

（一）实现基础设施集约化

在系统基础设施建设方面，创新采用系统全面上政务云的方式建设，依托当前成都市政务云1+2+1架构体系（1个云资源中心、2个云服务平台、1个云安全支撑）实现市级平台和二级指挥分中心统筹规划，市、区两级指挥调度系统集约建设，节约系统基础设施建设成本。同时借助政务云自身平台、应用、物理三位一体安全防控体系，以及专业化的运维服务团队，落实安全防控责任，在确保智慧急救信息平台网络和数据资源安全前提下，有效降低系统运维成本及人力资源投入。

（二）实现业务数据可视化

依托大数据分析系统对院前急救重点业务进行梳理，打造"急救资源一张图""急救服务一张网""急救互联一朵云"三大应用场景，从"数量""能力""空间分布"等多维度展示全市急救资源情况，实时查看急救任务完成情况和跨平台互联互通情况。通过可视化呈现，使急救资源管理更加科学直观，让急救业务工作产生的各类数据更加有效地服务于城市的运营管理，为领导决策提供数据支撑。

（三）实现指挥调度智能化

一是实现呼叫定位。通过接入第三方位置服务功能，调度人员在接听呼救电话的同时可同步获取呼救者的大致定位，借助平台智能推荐就近多家可出诊备选医院快速进行出诊派车，缩短接警处置时间，有助于实现派车过程的客观公平。二是实现语音识别。通过接入第三方语音识别服务能力，实现呼救电话通话内容实时转译为文字信息，自动识别电话、地址、联系人等语音信息，辅助调度员完成通话内容关键信息确认，提升接警处置效率。三是实现突发事件的监测预警。二级分中心接到3人以上突发事件后，其事发地点、事件性质、调派车辆和伤亡人数等相关信息会自动推送到市急救指挥中心信息平台并做出预警提醒，实现对突发事件信息的快速推送和远程监控，为领导决策提供支持。四是支持多渠道呼救。在传统电话呼救的同时，还创新运用天府市民"蓉易救"小程序拓展了市民呼救渠道。五是实现专业电话指导。2023年，中心在现有平台功能的基础上增加"高级调度在线生命支持系统"模块，用于市急救指挥中心在院前急救服务流程中，给现场的呼救者提供急救人员到达呼救者身边之前必要的自救或互救的急救措施指导，有效弥补院前急救的"空窗期"，解决市民"不敢自救""不会自救"问题。

（四）实现平台数据共享化

一是与"城市大脑"互联互通。每天平台定时向智慧城市治理中心推送中心业务数据，包含电话量、事件数量、救护车辆数、出车情况、时间数据等信息，丰富城市生命体征。二是与"110"指挥中心进行系统对接。实现双方任务单在线互派、紧急联动等功能。三是与网络医院打通数据交换通路。通过与10家市级直属医院联合开展智慧急救信息化试点项目，可全面掌握病人进入医院以后的医疗救治情况和转归情况。四是与二级指挥分中心实现互联互通。11家二级指挥分中心全部纳入市级平台管理。五是与成都市卫生健康信息平台互联互通。目前已新增全市医疗机构的床位信息上报和展示模块，已实现"T+0"实时数据统计，确保在应急状态下将全市医疗急救资源纳入"一盘棋"管理。

（五）实现车辆管理精细化

一是行动轨迹可视。救护车拥有GPS定位，调度人员能够实时查看行驶轨迹，实现对救护车实时跟踪，实现可视化的指挥调度管理。在日常接处警中，调度员仅需5秒即可确认车辆位置，可更快更准确地向报警人反馈救护车与事发现场的距离，有效抚慰报警人的焦虑情绪。二是日常管理可视。系统实行救护车当值状态打卡制度，调度人员能够清晰了解到当天网络医院用于"120"出诊的救护车，科学高效合理地调度急救资源。三是工作数据可查。平台拥有运行数据查询功能，系统可将急救事件过程中各时间节点完整记录，实现急救事件全过程可查、可追溯、可评分，为院前急救质控工作提供真实可信的数据依据。

（六）实现紧急扩容有序化

2023年4月，中心已完成极端疫情情况下120专线电话一级响应扩容项目的建设。极端情况下，24小时内可在现有60路电话线（50路呼入，10路呼出）基础上紧急扩充至90—120路电话线，有效应对短时间内120呼入量和任务量极速上涨等极端情况。

四、信息化建设工作展望

（一）进一步拓展平台对外联通功能

横向加强与应急管理、公安交管等部门以及消防救援等机构的信息共享与联动，提高各类突发事件应急响应速度和处置效率；纵向与成都市卫生健康信息平台、网络医院（急救站）以及五大中心院前院内数据互联互通，实现实时收集全市医疗机构的床位信息、急救服务的远程指导，确保极端情况统一调度全市医疗资源、促进危急重症患者的治疗关卡前移，实现"上车即入院"，提升抢救成功率。

（二）进一步深化大数据分析和统计功能

与国内先进的科技技术公司或高等院校开展合作，充分挖掘、利用平台现有海量业务数据资源，建立包括区域急救能力和资源分析、急救事件类型分析、疾病谱和脆弱性分析以及急救服务质量分析等数据分析应用模型，进一步提升平台的监测预警能力和质控管理能力，为韧性城市、平安城市建设提供科学、专业的数据支撑。

（三）进一步完善智慧指挥调度功能

进一步提升受理呼救和救护车行车路线的地理定位精度，按照"就急、就近、满足专业需要以及兼顾患方意愿"的原则开发派车智能推荐算法模型，辅助调度员的指挥决策。

第五节 南宁市院前急救信息化建设情况

一、院前急救业务概况

南宁市院前医疗急救网络承担全市日常院前急救、突发事件处置、重大活动医疗保障、急救知识普及等职责，由南宁急救医疗中心、急救站以及急救点组成。截至2023年12月，南宁市共有145个急救站（点），分为直属急救站、非直属急救站和网络医院急救站、急救点4个类别。

南宁市院前医疗急救网络处于发展和完善中。2016年起，南宁市政府在6年内以"为民办实事"项目在69个乡镇每个乡镇投入100万，建立1个标准化院前急救示范点，并在其中2个乡镇追加投入300万建立乡镇区域紧急医疗救援中心。2021年南宁急救医疗中心建设云调度急救指挥平台，同年6月以武鸣区作为试点，将其区域范围内"120"呼救电话接入平台；2022年南宁市推进院前急救指挥调度信息系统市域一体化建设工作，以此将南宁市辖区内的隆安县、马山县、上林县、横州市以及宾阳县的"120"呼救电话接入平台，同步给上述区域内的所有院前救护车辆安装车载终端，最终建成了由南宁急救医疗中心负责统一受理全域范围内的120电话，统一调度指挥全市急救站（点），统一质控管理的院前急救服务体系。服务总人口达874万，面积达22112平方公里。

每个急救站（点）常年24小时内至少保证1辆院前救护车辆接受调度，以保证南宁市院前急救网络正常运转。云调度急救指挥平台数据统计显示，2023年南宁市院前急救话务总量达1145736次，出车123257车次，救治96297人次，危重症人数16056人次。

二、政策体系及标准规范

2020年广西壮族自治区卫生健康委员会等9部门印发《广西进一步完

善院前医疗急救服务体系和能力建设五年行动方案（2021—2025）》，要求推动县级指挥调度系统建设，形成与市级急救（指挥）中心信息共享、功能完备、互联互通的全市统一医疗急救指挥调度信息系统。

《数字南宁发展"十四五"规划》要求建设南宁市公共卫生应急指挥中心，探索5G急救体系建设。

《广西壮族自治区改善就医感受提升患者体验主题活动实施方案（2023—2025年）》要求搭建患者数据院前院内实时交互信息系统。

三、组织架构

（一）行政管理部门

1.南宁市人民政府，将院前急救事业纳入当地发展规划，并建立完善的财政投入机制和运行经费补偿保障机制、统筹组织协调深化本市院前急救体系改革与发展工作。

2.南宁市卫生健康委员会依法制定并组织实施全市社会急救医疗网络建设发展规划。县（区）卫生健康局在市卫生健康委的指导下负责本辖区内社会急救医疗工作。

（二）业务指导部门

南宁急救医疗中心，承担市民日常院前医疗急救服务、突发事件医疗应急救援、重大活动医疗保障以及专业和市民普及性医疗急救培训等职责，统一指挥、调度全市院前急救资源。

（三）服务机构

由6个直属急救站、10个非直属急救站、48个网络医院急救站、81个急救点构成，主要负责全市伤病人院前医疗救护工作，承担突发性事件急救任务，为人民健康提供基本医疗保健服务。

（四）相关企业

中国电信股份有限公司南宁分公司等通信运营企业在建设过程中为院前急救信息化建设提供综合信息化解决方案，如院前医疗急救工作信息云系统。

四、建设模式

南宁市卫生健康委员会规划全市院前急救信息化建设方案，南宁急救医疗中心负责落实，中国电信股份有限公司南宁分公司负责具体建设。建成以院前医疗急救工作信息云系统为基础，集合多个平台，"一系统，多平台"的智慧云急救。

五、主要信息平台

（一）云调度急救指挥平台

这包含了调度系统、车载接收系统、分站告知系统、报表系统。结合AI人工智能、地理信息系统、北斗定位系统，以"就近、就急、就能力"为院前急救转送原则实现救护车辆智能化调度。内设超时监控功能，自动实时监测，及时告警。派发任务后，2分钟内未接收指令，系统会再次自动拨打医生、护士、驾驶员电话；3分钟内救护车未驶向现场，语音机器人会再次拨打电话提醒出诊；严重超时，机器人自动上报相应管理者。高级调度在线生命支持系统，同时配备视频指导功能，要用于支持120在作业流程中，给现场的呼救者提供救护车到达之前必要的自救或互救的急救措施，尤其是涉及心肺复苏（以及AED）第一时间的提供，海姆立克的实施等危急重要急救措施，以及危险急救现场第一时间的安全提醒等指导，通过"Follow me"（跟我做）的不间断在线指导的方式，弥补院前急救的"空窗期"，进一步提升院前急救的生还率。

（二）多渠道互联网+报警平台

这包含了定位系统（三大运营商基站定位），位置定位小程序（微信）

急救服务系统，微急救报警平台（一键呼救）、听力语言障碍人士报警系统，实现了报警位置精确获取，缩短接警、出警时间，做到快接警、准判断、优派车、快到达、准救治。

（三）院前救治平台

这包含了急救结构化电子病历填报系统、移动支付系统、电子发票系统等。电子病历填报系统自动同步云调度系统的报警信息和出诊信息，任务类型、联系方式、现场地址、出车时间、到达现场时间等。与微信、支付宝、银联等电子支付建立通道，实现院前收费电子化，让患者在救护车上即可对院前急救费用进行支付。

（四）急救志愿者管理平台

这实现了急救志愿者管理、急救志愿者机构管理、调度系统报表优化等功能，实现与云调度急救指挥平台、AED管理平台对接。

（五）AED管理平台

这实现了AED设备管理、AED数据集成、AED数据可视化展示、AED公众查询小程序等相关功能。

（六）院前急救大数据可视化分析系统

以事件为中心，基于当下正在进行的急救事件，以地图的方式进行展现，掌握事故现场周边的急救资源（人、车、医院），为指挥提供决策依据。以人员为中心，根据行业政策和急救中心管理要求，从效率和质量的角度，梳理质量管理指标，对调度员、驾驶员、医生的业务过程和业务结果进行数据统计，并设定阈值，按照业务质量进行排序和标记，为工作考核提供依据。以急救中心的历史业务数据，进行多维度/角度分析，以图形化直观的方式对各类业务指标进行统计，并体现出一定周期内的变化趋势。

（七）突发事件、重大活动保障平台

这包含了突发事件&急救指挥系统和重大活动保障系统。前者具备突发事件提醒、现场伤亡和转送分流情况填写、事件报告生成、事件报告交叉审核和上报提醒等功能。后者具备布控点设置、特殊位置/区域标识、活动大屏展示等功能。

六、基础设施

南宁市院前医疗急救工作信息云系统基于云计算、计算机网络、语音处理、通信网络及车辆卫星定位接口等技术，采用B/S架构，通过对急救资源的综合管理，实现对急救事件、突发事件及灾害性事件的分析、计划、组织、协调。

七、应用现状及主要成效

截至2023年底，南宁市依托于云调度急救指挥平台全面实现南宁市城乡一体化。2023年云调度急救指挥平台受理话务量：1145736次，派车129962车次，成功处置大小突发事件266起，共派出救护车522车次、医务人员1566人次，救治伤员1125人；南宁急救医疗中心话务10秒接听率保持在98%以上。2022年8月上线ADLS系统后，在线指导2万余例。

八、发展趋势及展望

南宁市将持续优化院前医疗急救工作信息云系统的各项功能。落实《广西壮族自治区改善就医感受提升患者体验主题活动实施方案（2023—2025年）》中搭建患者数据院前院内实时交互信息系统的要求，以升级5G救护车为抓手，部署院前院内协同救治平台。

第六节　宁波市院前急救信息化建设情况

一、院前急救业务概况

宁波市院前急救体系由市急救中心、10个区县（市）和2个新区的急救分中心组成，其中市中心区域（海曙区、江北区、鄞州区和高新区）的院前医疗急救由市急救中心统一受理、调度和指挥，其他区（县、市）各自负责辖区内院前医疗急救，前湾新区由慈溪市负责。

宁波市急救站于1972年成立，于1996年更名为宁波市急救中心，同时增挂宁波市紧急医疗救援中心牌子。中心现下设8个急救点，有急救从业人员144人，其中卫生技术人员22人、执业（助理）医师19人，配置救护车66辆以及心电监护除颤一体机、呼吸机等先进医疗设备。主要职责是受理、指挥、调度、执行院前医疗急救服务任务；组织开展院前医疗急救服务人员技能培训，对其他院前医疗急救服务机构进行业务指导；组织开展公益性社会公众急救知识和技能的宣传与培训，开展急救医学科研及学术交流；按照政府和上级部门的指派，承担医疗保障及突发事件紧急医疗救援工作等。

中心着力建设基于5G智慧救护车系统的全域院前医疗急救综合信息化服务平台，已建成宁波市全域院前医疗急救指挥调度平台、智慧急救管理系统、院前急救告知系统等，利用云技术实现相关系统的信息资源实时传输和共享，做到上车即分诊，为抢救患者生命争取更多的时间。心肺复苏成功率等各项质控指标，多年来在省内名列前茅。2023年，全大市120报警电话呼入量84.73万次，救护车次20.47万次，急救人次15.76万次。

中心先后获得浙江省先进基层党组织、浙江省抗击新冠疫情先进集体、省级文明单位、省级巾帼文明岗、市级五星级基层党组织、国家ITLS

教学优秀组织奖等荣誉称号。

二、政策体系及标准规范

2010年8月，宁波市出台《关于加强宁波市院前急救体系建设的实施意见》（甬政办发〔2010〕187号），推动了全市院前急救事业持续发展。2011年4月，宁波市出台《关于推进智慧健康保障体系建设的通知》（甬政办发〔2011〕356号文件），对宁波市院前医疗急救智慧健康保障体系提出了要求。上述两份文件均明确指出：由市急救中心牵头，建立统一开放、集成完整的全市120信息调度指挥系统平台，规范和统一急救信息标准。

2021年3月，《浙江省进一步提升院前医疗急救服务能力实施方案》出台，在"加强院前医疗急救信息化建设"内容中，从提升院前医疗急救智慧化水平，加强院前医疗急救科学调度水平，提升院前医疗急救服务质量，完善院前院内急救衔接机制四个方面提出了具体要求。

2024年2月，为了规范院前医疗急救服务行为，加强数字化院前急救体系建设，提高院前医疗急救服务水平，宁波市人大常委会制定了《宁波市院前医疗急救服务条例》，4月份已过一审，拟7月份二审，计划年底前出台。

三、组织架构

（一）行政管理部门

宁波市和下属各区（县、市）人民政府负责领导本市院前急救信息化建设工作，将院前医疗急救服务事业纳入国民经济和社会发展规划，建立完善财政投入和运行经费保障机制，建立健全院前医疗急救服务体系，推进陆地、水面、空中等多方位、立体化救护网络建设。

宁波市卫生健康主管部门是院前医疗急救服务工作的主管部门，负责本行政区域内院前医疗急救服务工作的统筹协调和指导监督。

（二）业务指导部门

宁波市急救中心对区（县、市）急救中心进行业务指导，在发生突发事件时，统一指挥调度全市院前医疗急救资源。

（三）服务机构

由宁波市急救中心下属的8个急救点和各区（县、市）急救中心及其所属74个急救点（2024年底建成150个）组成，主要负责伤病人院前医疗救护工作，承担突发性事件医疗急救任务。

（四）科研机构

宁波市急救中心已与当地及国内外各大高校及科研院所建立广泛的合作，如与中国科学院宁波材料所所属生物医学工程研究所、北京大学、宁波诺丁汉大学等机构合作，促进院前急救信息化技术发展，也为院前急救信息化建设培养高科技人才。

（五）行业协会

浙江省医院协会急救中心（站）管理分会、浙江省医师协会院前急救医师分会、宁波市医学会急诊分会院前医疗急救学组、宁波市医学会医学信息分会、宁波市计算机学会等协会通过组织会议、交流、协作等活动，制定相关政策、行业标准和规范，促进宁波市院前急救信息化交流合作与建设发展。

四、建设模式

宁波市院前急救信息化建设由市卫生健康委负责总体工作方案和规划

的制定和推进，市和区（县、市）两级急救中心负责规划的具体执行，落实各项任务。

为了有效监控信息化建设的进展和效果，宁波市及各区（县、市）卫生信息中心定期对规划的实施进度和实施效果进行全面评估，并将评估结果报送至卫生健康行政部门。同时，市和区人民政府将院前急救发展纳入国民经济和社会发展规划，建立完善的财政投入机制和运行经费补偿保障机制，做好相关资金保障。

五、主要信息系统

（一）宁波市院前急救信息系统建成有"四个全覆盖"

1.急救指挥调度系统全覆盖

2016年，初步建成宁波市全域调度指挥信息化平台。2021年，搭建完成覆盖全市所有院前急救机构的统一全域急救指挥调度平台，形成以市急救中心信息化平台为服务端，各区（县、市）急救机构为远程客户端的运行模式，实现全市统一平台、统一标准、统一服务、统一监管的建设目标，防止产生信息孤岛，避免重复建设，节省各区（县、市）急救分中心的信息化建设与运维费用，加快推进全市院前急救体系的建设，为全市人民的健康及突发事件的应急响应提供坚实的保障。

2.急救电子病历系统全覆盖

在全域急救指挥调度平台的基础上，为解决我市各地电子病历格式不统一，部分单位还使用纸质病历的问题，宁波市急救中心牵头建设了全域急救电子病历系统，并为全市80余个急救点进行安装调试，从而实现我市急救电子病历全覆盖。

2023年，我市还按照浙江省院前急救统一电子病历模板升级了全域急救电子病历系统，实现与省急救指挥中心的数据对接。

3.急救收费及电子票据系统全覆盖

2019年，财政部、国家卫生健康委、国家医疗保障局三部委联合发布了财综〔2019〕29号《关于全面推行医疗收费电子票据管理改革的通知》，要求各地区在2020年底前全面推行医疗收费电子票据管理改革，推广运用医疗收费电子票据。为加快我市各级院前急救机构医疗电子票据推广，宁波市急救中心牵头，统一建设医疗电子票据平台，各区（县、市）急救分中心统一接入，快速推进医疗电子票据工作，解决患者收费票据交付的困难，同时满足了医疗电子票据改革的需要，实现对电子票据的制样、赋码、开具、传输、查验、入账、归档等流程的精细化管理。

4.智慧救护车系统全覆盖

2018年，宁波市急救中心就在全国范围较早开展智慧救护车的研发应用。通过实施宁波市救护车5G升级项目，当年，宁波市急救中心牵头对现有救护车进行智慧化改造，实现急救过程中"人、车、物、事"四项基础数据自动采集和分析预警，建成具备智慧急救管理、急救资源大数据展示分析、数据传输互通功能的5G智慧急救一体化服务平台。救护车辆智慧应用为院前院内一体化及跨部门联动应用（上车即分诊）夯实基础，为急救全流程精密质控提供依据，为其他各类系统对接提供标准化接口。目前已完成市三区（鄞州、海曙、江北）所有救护车共206辆5G智慧改造（62%），计划于2024年9月底前实现宁波大市救护车智慧系统全覆盖（100%）。

六、基础设施

目前，所有信息平台均部署在宁波市急救中心自建机房内。机房采用先进的磁盘整列技术，确保数据的存储安全和可靠性。同时，超融合服务器集群的应用提高了系统的处理能力和稳定性。此外，机房还配备了工控机、UPS不间断电源、精密空调、环境监控等设施设备，确保机房环境的稳定性和安全性。

宁波市急救中心信息化硬件支撑系统核心网络由两台交换机和两台防火墙组成。交换机和防火墙均使用虚拟化集群技术，提高核心网络交换能力。四台设备组成口字型网络。外链线路有两条，分别是通向市公卫网、车载视频监控的线路。每条链路都经过防火墙设备，并在防火墙上配置了端口级的访问控制列表，做到内外网隔离。

七、发展趋势及展望

宁波市急救中心正着力推进构建"大院前"信息系统工作，基于院前急救机构与未来社区、院内急诊、五大中心的信息互联，构建了急救中心、医院、社区等机构之间的数据互联通道，通过与未来社区数据对接，实时监测目标人群健康状态，确保患者在发病初期就能够得到及时有效的救治；通过智慧救护车系统采集传送的患者基本诊疗数据、生命体征监测数据、车辆行车轨迹等信息，与拟接收的医疗机构精准对接机制，建立危、急、重症和疑难病患者"专病专送、双向转诊"的绿色通道；通过设计打造"患者→社区→急救中心→医院"全要素生命急救链条，使急救医疗信息与未来社区信息实现互联互通，提升未来社区综合治理水平及紧急医疗救助能力，畅通"大院前"院内急救通路，提高抢救效率，保障人民群众健康。

第四章　智慧急救需求分析

第一节　需求分析原则和方法

一、需求分析原则

（一）全面性原则

由于各地区急救系统业务、流程、组织结构有所不同，需要将全国的所有急救系统按照不同模块进行汇总，全面掌握全国急救系统发展现状和问题。发展效果良好的方式可以考虑纳入智慧急救系统的设计方案，发展效果欠佳的方式可以规避或找到解决方案。

（二）实用性原则

通过梳理业务流程所挖掘出的问题与信息化需求需要有实际可应用性和良好的成本效益。针对信息化需求所制定的设计方案，需利于公众操作和社会推广，不能为了过于追求信息化而制定智慧急救方案。

（三）科学性原则

实际上一些地区的急救系统并不完善，业务和实施流程也不一定科学。在梳理全国急救系统的需求中，对于不科学的地方应加以优化，融合进整体科学合理的系统方案中。

（四）完整性原则

不同业务模块相互联系，相互影响，每项业务也涉及多个部门联动协作，各个节点紧密相连。在进行需求分析中，我们应该整体考虑，合理设计。

二、需求分析方法

首先对各项业务服务进行业务建模，基于可视化的流程框架，挖掘各节点的业务需求和信息资源需求。

（一）业务建模

针对各个业务模块梳理其子业务的流程，并对子业务内容进行详细描述。采用UML技术构建业务模型，使业务流程一目了然。

（二）分析具体业务需求

针对不同业务节点，分析其需要改进的问题，挖掘其信息化需求。

（三）分析信息资源需求

分析不同业务节点所产生的信息，研究这些信息的智慧化性能，如何融入信息化急救系统。同时探索业务节点对其他信息的需求，整合所有信息资源，使智慧急救系统更加自动化、全面化。

三、需求分析目标

通过汇总全国急救系统业务、流程运行情况，挖掘出所有业务节点可能涉及的问题和信息化需求，利用现有的信息化手段设计出适合于大多数地区的基本智慧急救系统方案，做到省—市—县一体化。在此基础上，各地区可依据各自实际情况（地理位置、经济发展、人口构成等）做出一定调整。

第二节　北京市智慧急救信息化需求调查

一、调查概况

为全面了解北京市院前急救信息化建设现状，科学开展顶层设计，指导信息化建设工作。北京市于2022年开展了智慧急救信息化需求问卷调查工作。

北京市智慧急救信息化需求调查采用问卷调查形式收集数据，调查对象包括北京市全部院前急救调度员、急救医生、护士、救护车司机，通过"问卷星"软件，匿名方式填报。

2022年7月28日北京急救中心印发《关于开展北京智慧信息化需求调研工作的通知》，同日开始接收数据。截至2022年9月10日，共回收调度人员、医务人员、救护车司机3类调查问卷1860份，其中调度员77份、医务人员1181份、救护车司机602份。

二、数据处理

（一）数据清洗

通过系统自动校验和人工后期处理两种方式对所回收的全部调查问卷进行数据清洗工作，对于明显错误的数据项或空项，进行剔除处理；对于格式错误的数据项，根据题目要求进行人工更正；对于排序题，若选择所有选项并且按字母顺序排序的，视为无效作答，进行剔除处理。

（二）数据统计

1.选择题

选择题分为单项选择题和多项选择题，单项选择题直接分选项统计各项人数并进行汇总。多项选择题根据题目限制的选项个数进行统计，超出数量的问卷进行剔除。

2.排序题

排序题的选项平均综合得分是由问卷星系统根据所有填写者对选项的排序情况自动计算得出的，它反映了选项的综合排名情况，得分越高表示综合排序越靠前。计算方法为：选项平均综合得分=（∑ 频数 × 权值）/本题填写人次

权值由选项被排列的位置决定。例如有3个选项参与排序，那排在第一个位置的权值为3，第二个位置的权值为2，第三个位置的权值为1。

例如一个题目共被填写12次，选项A被选中并排在第一位置2次，第二位置4次，第三位置6次，那选项A的平均综合得分=（2×3+4×2+6×1）/12=1.67分。

3.问答题

问答题主要涉及意见建议等问题，这部分为开放式问题，主要通过分词软件对答案进行切词处理，提取关键词，并对关键词进行词频汇总，形成最终结果。

三、调查结果

（一）指挥调度

1.接听电话

接听120电话时，调度员遇到的严重程度最高的5个问题分别是呼救

者不能提供准确位置、呼救者有口音不易理解、信号不好或现场嘈杂听不清、呼救者不能准确描述患者情况、呼救者不能提供患者基本信息。

表4-1 调度员接听电话问题统计表

选项	综合得分	第1位	第2位	第3位	第4位	第5位	……	第11位	小计
呼救者不能提供准确位置	8.03	23	9	7	21	2		0	63
呼救者有口音,不易理解	7.42	8	28	12	6	1		0	59
信号不好或现场嘈杂,听不清	7.30	27	4	11	6	3		0	59
呼救者不能准确描述患者情况	6.77	6	12	20	9	6		0	57
呼救者不能提供患者基本信息	4.51	1	3	4	4	22		0	50
呼救者对于急救政策不理解	4.09	2	4	1	5	6		0	54
不属于120受理范围	4.04	3	3	3	2	4		0	51
骚扰电话过多	4.00	2	4	2	4	6		0	51
呼救者不能准确描述需求	3.00	1	3	1	2	3		0	41
呼救者质疑调度处理方式或结果	2.27	1	0	4	0	2		0	40
其他问题	0.28	0	0	0	0	0		0	5

2.调派车辆

在调派救护车时,调度员遇到的严重程度最高的5个问题分别是救护车状态有误、救护车位置有误、无法获取附近救护车位置、不能预估救护车到达时间、不能获取救护车距离。

表4-2 调度员调派车辆问题统计表

选项	综合得分	第1位	第2位	第3位	第4位	第5位	……	第8位	小计
救护车状态有误	5.32	23	25	3	5	2		0	58
救护车位置有误	5.06	12	18	23	6	0		0	59
无法获取附近救护车位置	4.35	21	8	13	2	5		0	50
不能预估救护车到达时间	4.13	14	8	8	7	15		0	55
不能获取救护车距离	3.6	6	10	9	19	2		0	47
缺少自动调度建议	0.92	0	1	0	2	4		0	20
自动调度建议不准确	0.81	0	1	2	1	3		0	19
其他问题	0.49	1	0	1	1	2		2	10

3.通知车组

（1）通知方式

调度员在通知车组出车信息时，采用最多的3种方式分别是人工电话通知、系统自动发送短信通知、人工短信通知，其中采用人工电话通知方式所占比例远高于其他方式。

表4-3 调度员通知车组方式统计表

选项	综合得分	第1位	第2位	第3位	第4位	第5位	第6位	第7位	小计
人工电话通知	6.81	74	1	0	0	0	0	0	75
系统自动发送短信通知	1.25	1	8	5	4	0	0	0	18
人工短信通知	1.16	1	13	0	1	0	0	0	15
系统自动发送至车载终端	1.13	0	7	7	1	2	0	0	17
其他方式	0.49	0	4	2	1	0	0	0	7
系统自动语音电话通知	0.26	1	0	2	0	1	0	0	4
系统自动发送至手持PAD	0.22	0	0	2	0	1	2	0	5

（2）接收任务指令

救护车司机大多通过调度电话通知接收任务指令，占比高达98.2%。

表4-4　驾驶员接收任务指令方式统计表

选项	人数	比例
调度电话通知	591	98.2%
短信通知	5	0.8%
车载终端设备通知	5	0.8%
其他方式	1	0.2%
合计	602	100%

69.0%的医务人员通常通过短信通知接收任务指令，26.6%的医务人员通过调度电话通知接收任务指令，在接收任务指令方式上，急救医生和护士没有明显差异。

表4-5　医务人员接收任务指令方式统计表-按人员类型

选项	医务人员		急救医生		急救护士	
	人数	占比	人数	占比	人数	占比
调度电话通知	314	26.6%	192	31.5%	121	21.5%
短信通知	815	69.0%	394	64.6%	415	73.6%
手持PAD通知	3	0.3%	1	0.2%	2	0.4%
同车组口头通知	47	4.0%	22	3.6%	25	4.4%
其他方式	2	0.2%	1	0.2%	1	0.2%
合计	1181	100%	610	100%	564	100%

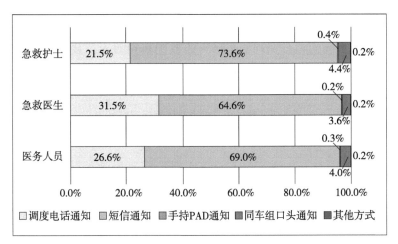

图4-1 医务人员接收任务指令方式统计

（3）存在问题

调度员在通知车组时，遇到的严重程度最高的3个问题分别是无法及时联系到车组、车组拒绝出车任务、多次向车组复述患者情况。

表4-6 调度员通知车组问题统计表

选项	综合得分	第1位	第2位	第3位	第4位	第5位	第6位	小计
无法及时联系到车组	4.57	47	13	0	0	0	0	60
车组拒绝出车任务	3.50	14	32	4	2	0	0	52
多次向车组复述患者情况	1.84	2	5	25	1	0	0	33
不能准确通报患者位置	1.25	4	2	6	9	5	0	26
系统自动发送派车单不及时	1.13	2	6	3	6	7	0	24
其他问题	0.74	7	0	2	2	0	0	11

4.导航使用

在执行院前急救任务时，47.5%的救护车司机不需要使用导航软件，仅有7.1%的救护车司机使用车载设备导航。

表4-7　救护车司机导航使用情况统计表

选项	人数	比例
不需要使用导航软件	286	47.5%
使用个人手机导航软件	258	42.9%
使用车载设备导航	43	7.1%
其他情况	15	2.5%
合计	602	100%

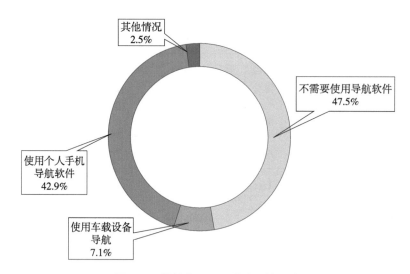

图4-2　救护车司机导航使用情况统计

5.获取路况信息

在执行院前急救任务时，85.2%的救护车司机通过手机导航软件或车载设备获取路况信息。

表4-8　救护车司机获取路况信息方式统计表

选项	人数	比例
通过手机导航软件	427	70.9%
通过车载设备	86	14.3%
不需要路况信息	74	12.3%
通过交通媒体	8	1.3%
其他方式	7	1.2%
合计	602	100%

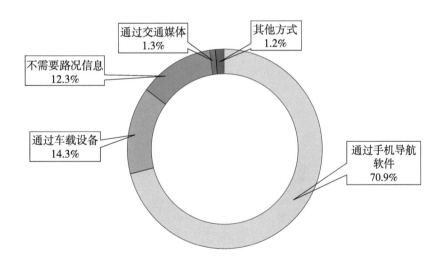

图4-3　救护车司机获取路况信息方式统计

6.获取患者信息

（1）位置信息

执行院前急救任务时，68.2%的救护车司机需要通过电话询问才能准确定位。

表4-9 救护车司机获取患者位置信息方式统计表

选项	人数	比例
电话询问	238	39.5%
使用导航软件结合电话询问	173	28.7%
根据派单地址信息	99	16.4%
使用导航软件	67	11.1%
家属或其他人员引路	23	3.8%
其他方式	2	0.3%
合计	602	100%

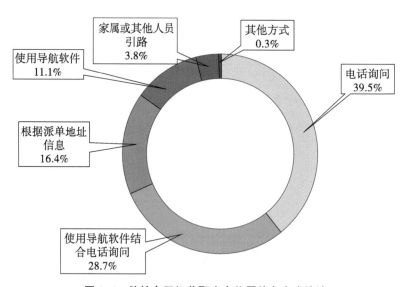

图4-4 救护车司机获取患者位置信息方式统计

（2）可获得的患者健康信息

驶向现场途中，目前可以获取的信息主要集中在患者基本信息、主诉症状、详细位置、流调信息等。

表4-10　可以获取的患者信息统计表

选项	选择人数	比例
患者姓名、年龄、性别等基本信息	1124	95.2%
患者或家属主诉症状	1083	91.7%
患者详细位置	889	75.3%
患者流行病学调查信息	841	71.2%
患者初步诊断信息	785	66.5%
患者既往病史、服药史、过敏史等健康信息	707	59.9%
患者既往急救记录	209	17.7%
患者既往就诊电子病历	61	5.2%
患者电子健康档案	53	4.5%
患者视频信息	52	4.4%
其他信息	15	1.3%

（3）信息需求

驶向现场途中，医务人员需要提前获取患者信息，需求最高的5类信息分别是患者姓名、年龄、性别等基本信息，患者或家属主诉症状，患者既往病史、服药史、过敏史等健康信息，患者初步诊断信息，患者详细位置。急救医生和护士的信息需求没有明显差异。

表4-11　医务人员获取患者信息需求统计表

选项	综合得分	第1位	第2位	第3位	第4位	第5位	……	第11位	小计
患者姓名、年龄、性别等基本信息	9.10	812	68	45	46	26		0	1032
患者或家属主诉症状	8.61	130	254	640	39	14		0	1084

选项	综合得分	第1位	第2位	第3位	第4位	第5位	……	第11位	小计
患者既往病史、服药史、过敏史等健康信息	7.92	106	633	77	66	58		0	982
患者初步诊断信息	6.06	24	80	153	515	40		0	870
患者详细位置	5.84	75	54	93	173	255		0	965
患者流行病学调查信息	4.52	10	32	52	91	177		0	893
患者既往急救记录	3.23	14	18	34	82	274		0	539
患者近期就诊电子病历	1.79	5	13	15	29	41		0	350
患者电子健康档案	1.00	0	4	10	6	13		0	244
与患者视频信息	0.82	2	6	4	10	11		2	218
其他信息	0.28	3	0	3	1	5		20	75

7.车载终端系统使用

在使用车载终端时，救护车司机遇到严重程度最高的5个问题分别是网络不通畅、系统卡顿或死机、状态切换不及时、导航地图版本低或道路信息不全、GPS卫星定位不准确或不及时，其中网络不通畅和系统卡顿死机问题最为严重，占比分别为76.9%和70.9%。

表4-12 救护车司机使用车载终端问题统计表

选项	综合得分	第1位	第2位	第3位	第4位	第5位	……	第11位	小计
网络不通畅	8.11	365	52	23	7	3		0	462
系统卡顿或死机	7.08	113	269	23	6	1		0	426
状态切换不及时	4.51	29	63	173	12	3		0	297

选项	综合得分	第1位	第2位	第3位	第4位	第5位	……	第11位	小计
导航地图版本低或道路信息不全	3.42	26	35	46	53	38		0	254
GPS卫星定位不准确或不及时	3.08	15	24	46	44	40		1	246
路况信息不及时或缺失	2.89	18	37	42	75	11		0	207
行驶路线规划不准确	2.17	9	18	20	32	19		0	193
极端天气信息不及时或缺失	1.44	6	10	8	27	42		0	120
通话快捷键较少	1.37	6	12	21	16	13		1	139
导航播报或路线刷新不及时	1.24	6	3	11	9	25		0	134
其他问题	0.52	8	2	7	4	2		9	51

救护车司机对车载设备功能需求最高的5个分别是导航中自动获取患者位置、实时路况显示、车外360度全景监控、安装第三方导航软件、行驶路线规划。其中有65.8%和64.8%的被调查者认为需要增加实时路况显示和自动获取患者位置功能，需求较为强烈。

表4-13　救护车司机对车载设备功能需求统计表

选项	综合得分	第1位	第2位	第3位	第4位	第5位	……	第12位	小计
导航中自动获取患者位置	7.06	165	109	84	14	5		0	390
实时路况显示	6.81	77	131	93	74	11		1	396
车外360度全景监控	4.68	50	48	55	47	42		0	299
安装第三方导航软件	4.18	100	86	17	5	8		0	234

选项	综合得分	第1位	第2位	第3位	第4位	第5位	……	第12位	小计
行驶路线规划	3.96	11	34	78	55	58		0	259
行车记录仪	3.74	151	18	6	6	5		1	210
目的地医院推荐	2.86	13	24	31	36	23		0	207
任务状态自动变更	2.06	18	15	15	24	14		0	156
与患者视频通话	1.78	7	18	19	16	19		0	147
驾驶数据记录和统计	1.24	1	14	9	11	10		1	112
语音控制车辆功能	1	3	6	8	9	8		0	104
其他功能	0.38	6	4	3	1	3		5	32

8.信息系统需求

（1）调度指挥系统

调度员对于调度指挥系统新增功能需求最高的5个分别是自动获取患者位置、自动获取患者基本信息、重点场所人员一键呼救、手机APP微信小程序等多终端呼救、患者预填写基本信息。其中有79.2%的被调查者认为需要增加自动获取患者位置功能，需求较为强烈。

表4-14　调度指挥系统功能需求统计表

选项	综合得分	第1位	第2位	第3位	第4位	第5位	……	第12位	小计
自动获取患者位置	8.9	37	9	9	4	2		0	61
自动获取患者基本信息	5.92	3	20	12	4	3		0	45
重点场所、人员一键呼救	5.58	10	16	5	3	4		0	42
手机APP、微信小程序等多终端呼救	3.81	12	5	2	2	4		0	29
患者预填写基本信息	3.55	1	4	11	6	2		0	30

选项	综合得分	第1位	第2位	第3位	第4位	第5位	……	第12位	小计
110/119/122报警平台协同	3.51	1	3	2	10	5		0	35
语音识别转文字	3.09	8	4	5	3	0		0	24
患者自动分级	2.79	1	3	3	3	8		0	28
自动向车组发送派车单	2.66	1	3	3	3	5		0	27
自动调度建议	1.06	0	0	0	1	2		0	15
患者视频通话	1.03	2	0	2	1	0		0	10
其他功能	0.47	1	0	1	1	0		0	4

（2）安全驾驶

在通过信息化手段提高驾驶安全性方面，救护车司机需求最高的5个系统功能分别是车辆状态监控、限高限宽预警、保养提醒、前方碰撞预警、共享救护车辆位置，设置"绿波带"。其中有66.2%和64.2%的被调查者认为应该增加限高限宽预警和车辆状态监控功能，需求较为强烈。

表4-15 安全驾驶需求统计表

选项	综合得分	第1位	第2位	第3位	第4位	第5位	……	第14位	小计
车辆状态监控	8.63	314	30	16	7	4		1	386
限高限宽预警	7.48	88	60	71	52	35		0	398
保养提醒	4.93	34	160	14	5	3		0	242
前方碰撞预警	4.63	18	53	41	35	39		0	252
共享救护车辆位置，设置"绿波带"	4.35	47	40	31	28	19		1	279
车道偏离预警	4.1	30	33	36	45	50		0	219
危险驾驶行为记录	3.8	16	41	105	9	1		0	192
保存完整的行驶记录	3.28	18	22	21	28	18		0	208

选项	综合得分	第1位	第2位	第3位	第4位	第5位	……	第14位	小计
驾驶安全性稳定性评分	2.99	15	21	32	64	8		0	161
查看发生碰撞时的行车记录仪视频记录	2.38	2	22	12	13	16		0	172
超速预警	2.02	7	8	10	8	14		0	134
在线驾驶安全培训	1.4	4	12	7	3	6		0	120
定期进行在线安全驾驶知识考试	1.2	4	5	5	8	12		0	113
其他需求	0.35	4	3	3	2	1		5	26

（二）院前医疗服务

1.现场救治

现场救治时，医务人员遇到的严重程度最高的5个问题分别是患者情况复杂无法做出准确诊断、无法确定患者基础病、无法确定患者用药史过敏史、路上时间太长超出黄金转运时间、患者属于疑难杂症无法做出有效救治。其中急救医生更关注患者诊断和既往病史，急救护士更关心用药史、过敏史和转运时间。

表4-16　医务人员现场救治问题统计表

选项	综合得分	第1位	第2位	第3位	第4位	第5位	……	第12位	小计
患者情况复杂，无法做出准确诊断	5.72	184	126	138	92	95		0	670
无法确定患者基础病	5.66	401	71	40	35	16		0	614
无法确定患者用药史、过敏史	5.65	134	348	50	31	23		0	638
路上时间太长，超出黄金转运时间	5.26	164	95	141	59	68		0	643

选项	综合得分	第1位	第2位	第3位	第4位	第5位	……	第12位	小计
患者属于疑难杂症，无法做出有效救治	3.88	56	129	60	84	57		0	492
缺乏有效的诊断工具	3.74	81	84	174	29	24		0	448
施救过程需要手工记录大量信息	3.15	41	62	67	70	45		0	447
患者或家属质疑医生护士操作	2.35	39	34	41	52	40		0	384
车载医疗设备操作不便	2.10	23	31	40	42	40		1	326
缺少必要的药品	1.86	17	32	40	93	14		0	255
缺少全程视频资料，发生纠纷时不易举证	1.62	14	32	32	30	18		0	273
其他信息	0.64	27	6	8	11	9		12	93

2.远程医学指导

28.3%的医务人员认为在现场救治时不需要远程医学指导，其余71.7%的医务人员认为需要远程医学指导。在认为需要远程医学指导的医务人员中，认为需要高年资院前急救专家远程指导和需要专科医生远程指导的权重大致相同，均远高于其余情况。急救医生和护士的需求没有明显差异。

表4-17　医务人员关于远程医学指导需求统计表

选项	综合得分	第1位	第2位	第3位	第4位	第5位	小计
高年资院前急救专家远程指导	3.22	471	71	24	8	0	574
专科医生远程指导	2.90	218	317	33	1	0	569
全科医生远程指导	1.12	68	59	117	12	0	256
医技科室医生远程指导	0.74	40	38	39	78	1	196
其他情况	0.35	50	5	6	2	2	65

3.医院选择

在选择目的地医院时，医务人员遇到的严重程度最高的3个问题分别是无法判断附近医院急诊科是否有床位、患者或家属不接受建议、无法判断附近医院是否有能力救治患者。急救医生和护士遇到的问题没有明显差异。

表4-18　医务人员医院选择问题统计表

选项	综合得分	第1位	第2位	第3位	第4位	第5位	第6位	第7位	小计
无法判断附近医院急诊科是否有床位	4.89	475	297	127	6	2	1	0	908
患者或家属不接受建议	3.58	220	226	182	66	54	0	0	748
无法判断附近医院是否有能力救治患者	2.95	262	199	64	30	4	0	0	559
无法判断预计达到医院的时间	1.78	49	141	105	86	15	1	0	397
不知道附近有哪些医院	1.02	122	10	19	24	32	3	0	210
其他问题	0.41	50	6	9	7	5	3	10	90
司机不接受建议	0.18	3	2	3	4	9	60	0	81

4.绿色通道

在建立绿色通道时，医务人员遇到的严重程度最高的5个问题分别是缺少与医院的沟通方式、需要填报大量信息、无法判断医院是否有能力接收、流程复杂、已告知成功建立绿色通道但医院接诊不积极。其中急救医生更关注信息填报、与医院沟通、医院接收能力问题，急救护士更关注与医院沟通、医院接收能力、流程复杂问题。

表4-19　医务人员建立绿色通道问题统计表

选项	综合得分	第1位	第2位	第3位	第4位	第5位	……	第8位	小计
缺少与医院的沟通方式	3.28	190	170	108	45	69		0	588
需要填报大量信息	2.94	202	208	36	20	12		0	495
无法判断医院是否有能力接收	2.76	163	137	82	84	12		0	491
流程复杂	2.63	280	68	25	27	15		0	434
已告知成功建立绿色通道，但医院接诊不积极	2.09	99	84	79	55	37		1	436
无法准确判断患者是否适用绿色通道	2.02	115	91	105	18	16		0	363
不负责建立绿色通道	1.11	45	38	48	25	24		0	244
其他问题	0.75	87	3	14	10	3		10	130

5.医院交接

在与医院急诊科进行交接时，医务人员遇到的严重程度最高的5个问题分别是交接等待时间过长、急诊资源饱和无法接收患者、交接患者后不能迅速离开（帮忙挂号、排队等）、患者无家属陪同医院不愿接收、交接手续复杂。急救医生和护士遇到的问题没有明显差异。

表4-20　医务人员与医院急诊进行交接问题统计表

选项	综合得分	第1位	第2位	第3位	第4位	第5位	……	第10位	小计
交接等待时间过长	5.59	383	246	38	16	13		0	713
急诊资源饱和，无法接收患者	5.53	253	255	182	21	10		0	731
交接患者后不能迅速离开（帮忙挂号、排队等）	4.85	119	170	184	121	61		0	723
患者无家属陪同，医院不愿接收	2.97	35	60	96	96	111		0	527
交接手续复杂	2.55	225	29	24	22	10		0	333
重复多次汇报患者病情	1.86	22	57	72	65	55		0	298
患者病情严重，医院无力救治	1.86	36	37	43	72	40		0	328
患者姓名、身份证号等基本信息缺失，医院不愿接收	1.68	14	22	32	50	61		0	365
不能全面准确地描述患者情况	0.99	20	25	30	53	8		0	159
其他问题	0.91	74	11	5	10	7		13	137

6.收费

在进行收费时，医务人员遇到的严重程度最高的5个问题分别是需要人工计算费用、现金结算无法找零、患者或家属质疑收费项目或标准、不能进行医保实时结算、无法及时收取费用。急救医生和护士遇到的问题没有明显差异。

表4-21　院前急救收费问题统计表

选项	综合得分	第1位	第2位	第3位	第4位	第5位	……	第10位	小计
需要人工计算费用	6.39	645	79	26	15	8		0	782
现金结算无法找零	4.35	100	172	141	124	49		0	668
患者或家属质疑收费项目或标准	4.18	148	148	147	69	41		0	608
不能进行医保实时结算	3.86	116	271	87	24	7		0	520
无法及时收取费用	1.8	39	52	77	46	29		0	277
不支持支付宝、微信等第三方扫码支付方式	1.32	30	48	63	32	6		0	199
来不及计算费用	1.18	13	49	45	27	32		0	186
系统计算费用有误	0.96	19	80	15	2	2		0	142
无法及时开具发票	0.88	12	23	30	30	14		0	156
其他问题	0.8	59	6	13	9	13		11	123

7. 手持PAD设备使用

使用手持PAD设备时，医务人员遇到的严重程度最高的5个问题分别是网络不通畅、软件系统卡顿或死机、在救护车上录入文字不方便、操作步骤过多、操作界面不友好。急救医生和护士遇到的问题没有明显差异。

表4-22　医务人员使用手持PAD问题统计表

选项	综合得分	第1位	第2位	第3位	第4位	第5位	……	第12位	小计
网络不通畅	7.05	296	27	12	7	3		0	438
软件系统卡顿或死机	4.86	68	160	10	8	3		0	336
在救护车上录入文字不方便	4.44	83	55	53	22	25		0	325
操作步骤过多	2.86	25	44	31	22	22		0	247

选项	综合得分	第1位	第2位	第3位	第4位	第5位	……	第12位	小计
操作界面不友好	2.70	24	43	69	4	5		0	225
填写信息过多	2.66	20	32	30	33	18		0	243
菜单设置不合理	1.50	13	12	20	34	7		0	158
手持PAD配发数量不足	1.35	19	9	20	13	4		0	167
手持PAD设备本身性能指标不足（如存储容量、电池电量等）	1.06	5	15	10	12	7		0	140
手持PAD设备更新不及时，导致硬件性能老化、卡顿等	0.99	15	9	9	6	7		0	132
缺少关键功能	0.76	7	6	5	10	3		0	117
其他问题	0.31	0	4	7	1	3		0	157

医务人员对手持PAD或车载信息系统需求最高的10个功能依次是查询患者历史急救电子病历、查询附近医院急诊拥挤度床位使用情况等、查询附近医院信息、查询患者历次门诊住院电子病历、查询患者电子健康档案、用药自动提醒（不良反应、禁忌证、配伍禁忌）、自动匹配绿色通道、急救医嘱录入、与患者视频通话、语音输入急救电子病历。

表4-23 医务人员对手持PAD功能需求统计表

选项	综合得分	第1位	第2位	第3位	第4位	第5位	……	第19位	小计
查询患者历史急救电子病历	8.5	422	53	22	14	8		0	551
查询附近医院急诊拥挤度、床位使用情况等	7.61	122	119	81	55	48		0	541
查询附近医院信息	5.84	104	71	52	54	106		0	416

续表

选项	综合得分	第1位	第2位	第3位	第4位	第5位	……	第19位	小计
查询患者历次门诊、住院电子病历	5.66	66	87	183	19	8		0	395
查询患者电子健康档案	5.54	60	242	32	8	7		0	376
用药自动提醒（不良反应、禁忌证、配伍禁忌）	4.28	27	40	51	43	22		0	364
自动匹配绿色通道	4.14	22	31	49	40	28		1	390
急救医嘱录入	3.73	23	26	33	34	35		0	312
与患者视频通话	3.54	55	39	32	100	7		0	254
语音输入急救电子病历	3.49	21	25	39	32	22		0	278
其他功能	2.81	160	1	3	4	2		8	188
护理记录录入	2.71	16	17	17	20	20		0	244
微信、支付宝等第三方扫码支付	2.67	24	17	17	26	17		0	295
目的地医院自动推荐	2.63	14	15	20	28	20		0	263
医保实时结算	2.59	14	19	24	23	31		0	274
远程医学指导	2.31	19	13	11	23	25		0	274
临床辅助诊断	2.22	7	17	8	13	24		0	226
语音控制医疗设备	1.89	4	7	12	16	8		0	172
实时视频采集	1.27	1	4	3	12	10		0	153

8.电子病历

目前，71.9%的急救医生没有使用电子病历系统，16.4%的急救医生借助手持PAD设备录入电子病历。

表4-24　急救医生电子病历书写方式统计表

选项	人数	占比
没有电子病历系统，病历完全手写	426	69.8%
没有电子病历系统，使用WPS、Word等文字处理软件整理电子版病历	13	2.1%
车上简单手工记录，返回急救中心（站）再录入电子病历系统	55	9.0%
车上使用手持PAD记录，返回急救中心（站）再进行补充完善	63	10.3%
完全在车上通过手持PAD完成录入	37	6.1%
其他方式	16	2.6%
合计	610	100%

在使用电子病历系统时，医务人员遇到的严重程度排名最高的5个问题分别是存在非必要的项目、可供勾选的项目较少需要录入大量文字、耗费时间过长、缺乏统一的填写标准、录入电子病历的同时仍然需要填写纸质病历。

表4-25　医务人员使用电子病历系统问题统计表

选项	综合得分	第1位	第2位	第3位	第4位	第5位	……	第10位	小计
存在非必要的项目	4.17	36	20	10	2	1		0	71
可供勾选的项目较少，需要录入大量文字	3.71	39	14	2	2	3		0	63
耗费时间过长	3.49	14	21	10	10	5		0	69
缺乏统一的填写标准	2.22	8	13	9	5	4		0	43
录入电子病历的同时，仍然需要填写纸质病历	1.94	5	9	10	5	2		3	44
缺少必要的项目	1.84	6	13	5	6	2		0	36
缺乏统一的质量标准	1.81	4	6	11	7	2		0	38
完成的电子病历没有得到有效利用	1.50	4	3	5	4	9		0	36

选项	综合得分	第1位	第2位	第3位	第4位	第5位	……	第10位	小计
其他问题	1.42	15	2	5	1	0		0	24
不能作为医疗纠纷的证据	0.61	0	4	2	1	1		1	16

9.药品和医疗器械管理

在使用和管理药品、医疗器械时，医务人员遇到的严重程度排名最高的5个问题分别是诊箱不易携带、特殊药品不易保存（恒温、冷链、避光等要求无法达到）、整理诊箱耗费大量时间、药械种类不能满足需要、药械领取不方便。急救医生和护士遇到的问题没有明显差异。

表4-26　医务人员管理药械问题统计表

选项	综合得分	第1位	第2位	第3位	第4位	第5位	……	第11位	小计
诊箱不易携带	4.22	226	119	69	39	21		0	534
特殊药品不易保存（恒温、冷链、避光等要求无法达到）	3.35	144	108	64	36	28		1	452
整理诊箱耗费大量时间	3.27	165	86	70	53	9		0	397
药械种类不能满足需要	2.43	126	113	14	14	9		0	288
药械领取不方便	2.33	211	16	14	4	6		0	269
药械使用情况需要手工记录	1.94	63	66	46	21	12		0	261
药品有效期不易核对或容易遗忘	1.89	56	70	38	28	21		0	249
药品剂型不能满足需要	1.70	48	67	66	10	6		0	215
其他问题	1.18	108	7	6	6	2		7	139
不能及时找到需要的药械	1.13	22	39	24	20	32		0	159
不能及时发现药械库存不足	0.81	12	22	22	16	8		0	133

10.车载医疗设备

在使用和管理车载医疗设备时，医务人员遇到的严重程度排名最高的5个问题分别是救护车空间狭小操作不便、使用情况需要手工记录、故障率高、存在丢失风险、无法与电子病历整合。其中急救医生更关注操作不便和手工记录数据的问题，急救护士更关注操作不便和丢失风险的问题。

表4-27　医务人员使用车载医疗设备问题统计表

选项	综合得分	第1位	第2位	第3位	第4位	第5位	第6位	第7位	小计
救护车空间狭小，操作不便	5.66	908	39	13	4	5	1	1	971
使用情况需要手工记录	1.54	49	128	81	44	39	4	1	346
故障率高	1.49	56	136	70	41	11	3	0	317
存在丢失风险	1.39	40	104	81	39	31	44	0	339
无法与电子病历整合	1.17	40	123	59	10	5	5	0	242
读数不便	0.84	16	116	22	16	4	1	1	176
其他问题	0.59	72	13	12	8	2	3	7	117

（三）突发事件应急救援

1.存在问题

在参与突发事件应急救援过程中，调度员遇到的严重程度排名最高的5个问题分别是现场人员伤亡情况不明、与救援车组沟通不畅或不及时、与现场指挥人员沟通不畅、目的地医院无法接收患者、伤员及送达医院信息不详。

表4-28　调度员突发事件应急救援问题统计表

选项	综合得分	第1位	第2位	第3位	第4位	第5位	……	第8位	小计
现场人员伤亡情况不明	4.38	15	3	2	2	2		0	24
与救援车组沟通不畅或不及时	3.95	9	7	4	1	1		0	22
与现场指挥人员沟通不畅	3.62	8	8	2	1	1		0	20
目的地医院无法接收患者	3.36	2	6	6	3	4		0	23
伤员及送达医院信息不详	2.56	3	5	4	2	1		0	16
与应急、消防等其他救援人员沟通不畅或不及时	2.28	1	3	4	6	1		0	16
其他问题	0.62	1	1	0	0	1		0	5
应急预案不熟悉	0.13	0	0	0	1	0		0	1

在参与突发事件应急救援过程中，医务人员遇到的严重程度排名最高的10个问题依次是危险性较大、目的地环境及路线不熟悉、救护车组调派不科学、无法准确录入患者信息、与指挥人员沟通不畅、与其他救援人员沟通不畅或不及时、指挥不及时造成现场混乱、应急预案不熟悉、患者信息不能及时发送给目的地医院、目的地医院无法接收患者（无病床、无救治能力等）。急救医生和护士遇到的问题没有明显差异。

表4-29　医务人员突发事件应急救援问题统计表

选项	综合得分	第1位	第2位	第3位	第4位	第5位	……	第15位	小计
危险性较大	5.80	108	76	28	29	5		0	257
目的地环境及路线不熟悉	4.47	85	52	36	10	4		0	199
救护车组调派不科学	4.37	107	58	13	0	1		0	189
无法准确录入患者信息	3.87	39	42	26	27	16		0	195
与指挥人员沟通不畅	3.44	23	49	36	23	23		0	163

续表

选项	综合得分	第1位	第2位	第3位	第4位	第5位	……	第15位	小计
与其他救援人员沟通不畅或不及时	3.00	18	39	36	15	11		0	147
指挥不及时造成现场混乱	2.60	15	29	24	17	13		0	133
应急预案不熟悉	2.57	92	7	1	1	0		0	114
患者信息不能及时发送给目的地医院	2.53	27	17	25	13	10		0	146
目的地医院无法接收患者（无病床、无救治能力等）	2.33	22	22	16	16	6		0	132
不能快速对伤员进行分级	1.58	7	11	11	14	9		0	91
调度与目的地医院沟通耗时过长	1.37	9	4	10	11	11		0	87
其他问题	1.3	46	2	3	1	1		3	57
无法快速确定目的地医院	1.26	3	10	9	8	9		0	82
与同车组人员沟通不畅或不及时	1.00	8	5	7	6	4		0	58

2.信息化支撑

在处置突发事件时，调度员需求程度排名最高的5个信息化手段分别是获取突发事件基本信息、获取突发事件发生发展状态、获取现场医护人员位置和状态、获取事故地影像信息、目的地医院推荐。

表4-30　调度员突发事件应急救援信息化需求统计表

选项	综合得分	第1位	第2位	第3位	第4位	第5位	……	第13位	小计
获取突发事件基本信息	9.62	47	4	5	1	1		0	59
获取突发事件发生发展状态	8.56	4	24	21	8	0		0	58
获取现场医护人员位置和状态	8.22	10	8	50	16	3		0	57

选项	综合得分	第1位	第2位	第3位	第4位	第5位	……	第13位	小计
获取事故地影像信息	6.08	5	21	5	7	2		0	41
目的地医院推荐	5.23	3	4	4	9	5		0	43
与现场指挥人员实时视频通话	4.69	3	9	2	5	15		0	35
伤情自动分级	4.18	2	1	3	6	7		0	38
与目的地医院急诊进行视频通话	1.9	0	0	3	1	3		0	22
辅助诊断	1.42	0	1	0	2	1		0	14
高年资急救专家远程医学指导	1.31	0	0	0	0	4		0	15
查询突发事件处置相关知识	1.19	1	0	1	0	3		0	12
专科医生远程医学指导	0.84	0	0	0	1	0		0	11
其他需求	0.66	2	0	1	0	0		0	5

在处置突发事件时，救护车司机需求程度排名最高的5个信息化手段分别是动态行驶路线规划、获取突发事件发生发展状态、提前获取事故地影像信息、实时获取本组医护人员位置和状态、目的地医院推荐。

表4-31 救护车司机突发事件应急救援信息化需求统计表

选项	综合得分	第1位	第2位	第3位	第4位	第5位	……	第9位	小计
动态行驶路线规划	6.01	321	37	35	18	7		1	425
获取突发事件发生发展状态	5.61	90	144	184	6	10		0	440
提前获取事故地影像信息	5.32	112	229	35	9	5		0	394
实时获取本组医护人员位置和状态	2.77	14	37	50	128	12		0	257

续表

选项	综合得分	第1位	第2位	第3位	第4位	第5位	……	第9位	小计
目的地医院推荐	2.31	21	27	40	30	47		0	240
实时视频通话	2.22	27	25	29	39	76		0	215
车载终端或手机查询突发事件相关知识	1.39	4	14	15	23	27		0	178
在线培训突发事件应急处置相关知识	0.98	5	5	11	15	16		0	152
其他需求	0.17	4	3	1	3	1		3	17

在处置突发事件时，医务人员需求程度排名最高的10个信息化手段分别是获取突发事件基本信息，获取突发事件发生发展状态，获取现场医护人员位置和状态，获取事故地影像信息，通过公安、民政、社区等信息系统自动获取患者基本信息，与现场指挥人员实时视频通话，伤情自动分级，高年资急救专家远程医学指导，将现场情况及患者信息自动发送给目的地医院，目的地医院推荐。

表4-32 医务人员突发事件应急救援信息化需求统计表

选项	综合得分	第1位	第2位	第3位	第4位	第5位	……	第15位	小计
获取突发事件基本信息	11.18	784	52	25	13	13		0	898
获取突发事件发生发展状态	7.77	70	243	318	29	6		0	685
获取现场医护人员位置和状态	7.42	51	136	194	268	19		0	686
获取事故地影像信息	6.06	73	380	20	17	11		0	521
通过公安、民政、社区等信息系统自动获取患者基本信息	5.01	41	40	77	69	87		0	516
与现场指挥人员实时视频通话	4.98	32	62	60	109	203		0	492

续表

选项	综合得分	第1位	第2位	第3位	第4位	第5位	……	第15位	小计
伤情自动分级	4.28	21	38	46	69	60		0	478
高年资急救专家远程医学指导	2.59	11	13	23	30	36		0	336
将现场情况及患者信息自动发送给目的地医院	2.59	24	13	25	34	37		0	394
目的地医院推荐	2.24	7	11	24	20	19		0	337
辅助诊断	2.14	9	8	15	14	28		0	259
专科医生远程医学指导	2.14	3	11	16	26	23		0	309
手持PAD或手机查询突发事件处置相关知识	1.99	9	11	18	19	25		0	261
与目的地医院急诊进行视频通话	1.36	4	4	10	11	21		1	248

（四）重大活动保障

1.存在问题

在重大活动保障时，医务人员遇到的严重程度排名最高的5个问题依次是其他保障车辆及人员位置不明确、目的地环境及路线不熟悉、保障方案不熟悉、救护车组安排不科学、与指挥人员沟通不畅。急救医生和护士遇到的问题没有明显差异。

表4-33 医务人员重大活动保障问题统计表

选项	综合得分	第1位	第2位	第3位	第4位	第5位	……	第10位	小计
其他保障车辆及人员位置不明确	2.9	70	68	34	30	4		0	208
目的地环境及路线不熟悉	2.81	86	56	44	4	2		0	196
保障方案不熟悉	2.58	131	20	9	4	2		0	173

选项	综合得分	第1位	第2位	第3位	第4位	第5位	……	第10位	小计
救护车组安排不科学	2.44	96	49	8	5	2		0	166
与指挥人员沟通不畅	2.4	58	40	34	19	27		0	179
无问题或其他问题	2.03	122	1	3	3	1		3	133
与其他保障人员沟通不畅	1.78	29	45	21	16	5		0	144
不能迅速发现突发事件	1.17	22	19	12	10	11		0	107
与同车组人员沟通不畅或不及时	0.64	6	11	6	3	6		0	61
遇突发事件时不能迅速做出反应	0.63	12	7	4	8	5		0	71

2.信息化支撑

在重大活动保障时，医务人员需求程度排名最高的5个信息化手段分别是实时获取保障人员位置和状态、可视化展现保障方案及保障位置、一键上报突发情况、获取活动现场监控图像、与指挥人员实时视频通话。其中急救医生更关注实时获取保障人员位置和状态、可视化展现保障方案及保障位置。急救护士更关注一键上报突发情况、实时获取保障人员位置和状态。

表4-34 医务人员重大活动保障信息化需求统计表

选项	综合得分	第1位	第2位	第3位	第4位	第5位	第6位	第7位	小计
实时获取保障人员位置和状态	3.79	220	406	62	31	13	5	0	737
可视化展现保障方案及保障位置	3.66	494	65	52	30	22	8	0	671
一键上报突发情况	3.55	240	148	127	227	17	7	0	766

选项	综合得分	第1位	第2位	第3位	第4位	第5位	第6位	第7位	小计
获取活动现场监控图像	2.39	66	121	281	42	13	7	0	530
与指挥人员实时视频通话	1.68	36	79	72	65	201	13	1	467
远程医学指导	1.26	35	44	48	54	49	186	1	417
其他需求	0.55	84	3	1	3	2	5	7	105

在重大活动保障时，救护车司机需求程度排名最高的3个信息化手段分别是可视化展现保障方案及保障位置、一键上报突发情况、实时获取本组医护人员位置和状态。

表4-35　救护车司机重大活动保障信息化需求统计表

选项	综合得分	第1位	第2位	第3位	第4位	第5位	第6位	小计
可视化展现保障方案及保障位置	4.16	339	53	27	20	10	0	449
一键上报突发情况	3.35	123	82	92	157	7	1	462
实时获取本组医护人员位置和状态	2.98	68	231	34	21	10	0	364
获取活动现场监控图像	2.46	44	81	184	19	6	0	334
实时视频通话	1.14	18	27	27	26	125	0	223
其他需求	0.10	6	1	0	3	1	7	18

（五）信息化建议

1.院前急救

通过词频分析，医务人员对于院前急救信息化的建议频率最高的5个关键词分别是普及院前急救电子病历、方便医务人员使用、简化系统操作、及时获取准确的患者定位、实现与医院系统对接。

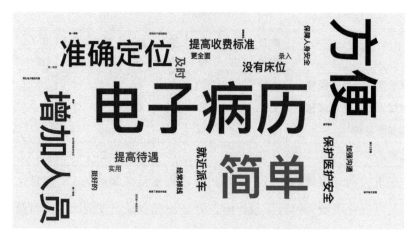

图4-5 医务人员院前急救信息化建议词云图

通过词频分析，调度员对于院前急救信息化的建议频率最高的5个关键词分别是简化系统操作、优化网络速度、提高智能化水平、实现准确车辆定位、提高派车效率。

2.突发事件应急救援

通过词频分析，医务人员对于突发事件应急救援信息化的建议频率最高的5个关键词分别是收集信息及时准确、加强信息共享和系统互联互通、增加沟通手段、获取现场视频、增加远程医学指导。

通过词频分析，调度员对于突发事件应急救援信息化的建议频率最高的5个关键词分别是加强突发事件应急救援相关培训、增加视频等现场信息获取方式、提高系统智能化和自动化、实现与医院信息共享、建立一体化指挥平台。

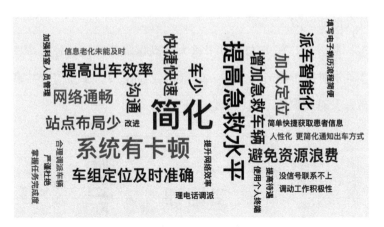

图4-6　调度员院前急救信息化建议词云图

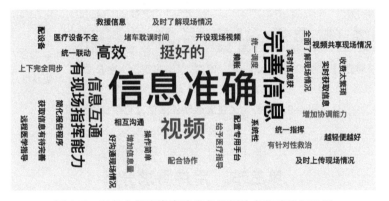

图4-7　医务人员突发事件应急救援信息化建议词云图

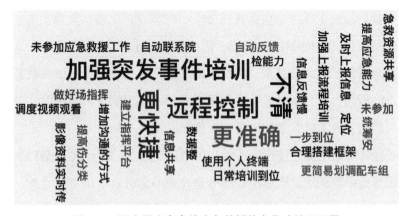

图4-8　调度员突发事件应急救援信息化建议词云图

3.重大活动保障

通过词频分析，医务人员对于重大活动保障信息化的建议频率最高的5个关键词分别是加强沟通、加大信息化设备投入、加强信息共享、建立统一平台、及时获取活动现场信息。

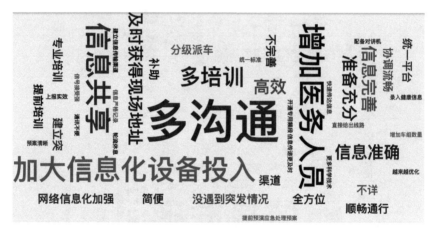

图4-9　医务人员重大活动保障信息化建议词云图

第三节　用户需求分析

智慧急救的主要用户包括普通公众、呼救者、患者、急救人员、管理人员、决策者、急救分中心（站）、医疗机构、社区卫生机构等。

公众需要了解急救政策、收费标准、服务项目等信息，了解最新的急救动态、新闻、新发布的政策法规等。此外，在遇到突发情况时，还需要查询一般的急救常识、急救知识、急救方法等。

呼救者需要便捷、快速地呼叫120，在现有电话拨打120的基础上，可以实现通过手机APP、微信小程序等途径填写急救需求信息。此外，呼救者希望提高120接通的效率，提高呼入率，能够简化询问个人信息的流程和项目，能够自动获取所在位置，能够迅速派遣救护车，缩短救护车到达的时间。

患者希望救护车和急救人员迅速到达现场，及时减轻病痛，快速送达医院，并且能够增加费用支付方式，开放在线支付、延后支付等，能够查询本人急救电子病历。

急救医生、护士希望使用一定的信息化手段，在前往患者位置的路上提前获取患者基本信息、病情，并能够与患者建立通话，实时了解患者状态。在到达现场后，需要快速、准确地做出诊断，遇到疑难杂症难以诊断时可以有一定的辅助决策支持或者远程指导。在救护车上进行抢救时，希望车载设备简化操作，能够自动记录数据，能够将数据同步到电子病历中。在抢救工作完成后，希望可以简化电子病历的书写流程，降低工作强度。

救护车司机希望能够安全平稳地驾驶救护车，迅速到达现场，提前规划好最佳行驶路线，遇突发交通情况时可以迅速调整行驶路线；希望提前得知前方道路是否适合大型救护车行驶；希望社会车辆及时避让救护车；希望降低交通事故发生率；希望降低车辆故障率。

急救中心管理人员希望创新管理方式，能够对下级急救分中心、急救站进行动态考核，实时掌握各机构的运行情况；希望能够掌握全市急救人员、急救装备、急救物资的基本情况；希望能够监测急救服务质量，能够及时发现医疗风险。

各地方人民政府、卫生健康委、急救中心等机构的决策者希望能够有智能化的辅助决策工具，了解本地区院前急救的运行情况，及时发现急救资源紧缺的情况。在遇突发事件时，能够及时、全面了解事件现场情况，掌握事件全貌，追踪事件处置进程，获得准确数据，做出准确指挥调度。在部署重大活动医疗保障时，能够实时监控现场情况，第一时间发现突发情况。

各急救分中心（站）希望能够通过信息系统对本辖区、本单位所属急救资源等进行管理和考核，对于固定需要上报的信息，能够通过系统自动获取，减少报表数量。

医疗机构希望能够统筹规划全市急救和急诊资源，在遇到医院急诊满负荷运转时，尽量不要接收一般急救患者，同时也希望救护车提前通报患者情况，提前做好救治准备。

基层卫生机构希望能够获取辖区居民的急救电子病历，与居民电子健康档案进行整合，形成完整的全生命周期健康记录，便于开展个性化的健康管理。

第四节　调度指挥业务需求

一、业务建模

120调度中心在收到急救消息后，询问并记录报警人员患者人数、病情情况、所在位置等相关情况，为患者分级，确定是否为院前急救范围，从而确定急救预案，向救护车、急救站、急救人员下达调度指令。在等待救护车的过程中，通过电话指导患者或家属进行简单救治和处理，并时刻关注车组全程行驶状态，直至车辆到达现场。

（一）收到急救报警消息

报警人员可通过电话，微信或客户端进行一键报警，某些地区还支持听障人士以"视频+语音+图文"方式在微信公众号上进行报警。调度中心可收到各种形式急救报警消息。

（二）确认患者相关情况

1.询问患者本身情况：患者人数、性别、年龄、患者病情（如是否大量出血，意识状态如何，有无明显呼吸心跳等）。

2.询问事发地址：即患者所在具体位置，周围有无标志性物体，确定准确接车地点。

（三）下达调度指令

调度指挥系统自动产生任务信息，包括任务编号、任务类别、事发地址、患者主诉、患者姓名、患者性别、病情轻重、联系电话、联系人、来电时间等。

1.向救护车下达指令：根据车辆调派结果，调度台向指定的空闲救护车自动发送指令信息。

2.向急救站下达指令：通过急救专网向救护车所属急救站发送调度指令。

3.向急救人员下达指令：通过无线通信系统将调度指令下达到急救人员的移动医疗信息终端及其手机上。根据指定人员是否接收成功，调度员选择是否通知其他急救站或救护车。并且，还可通过一键式拨号功能将电话拨到救护车的手机上，提供命令单补发功能。

（四）电话指导急救

在救护车到达前，调度员与呼救者继续保持电话联系，通过询问患者目前状态，提供简单的急救指导。

（五）关注出车全程情况

调度员可实时关注车组行驶路线、位置等，以应对严重堵车、车辆故障等突发情况出现。

（六）到达现场，实施救援

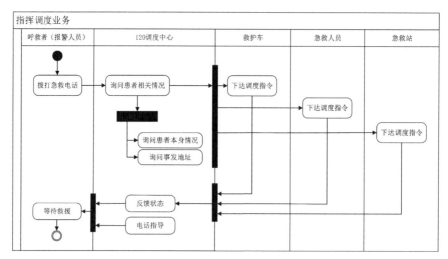

图 4-10　调度指挥业务示意图

二、业务需求

（一）多渠道快捷接收呼救信息的需求

传统电话呼救太过单一，为推行智慧化服务，除了电话呼救，还有APP、微信公众号或小程序、一键呼救按钮等呼救形式。并且系统支持他人帮助患者远程呼救。对于独居老人、残障人士等，远程报警者手机也可连接到患者家庭设备开启视频监控，将患者视频信息上传给调度平台进行报警；也可以给危险人群佩戴健康监测设备，监测呼吸心率，突发疾病时患者通过设备一键呼救。公共场所也需要安装一键呼救按钮，应对突发情况。

（二）视频呼救的需求

在回答调度员问题时，呼救者会出现回答不准确或不知道如何回答的情况，并且调度员询问的问题通常很简单，也难以掌握患者准确情况。智慧急救平台可以提供视频呼救的功能。除了电话呼救，在手机端APP或微信小程序上，可以与调度员视频通话，调度人员即可迅速完全掌握患者病情情况，准确分级，利于调度指令的下发。

（三）接收急救信息后自动实时定位的需求

如果报警人员说不清楚所在位置，120调度中心不能及时做出最佳调度方案，延长救护车到达时间，降低救援效率。智慧急救平台系统可以在接收急救信息后立即利用北斗导航系统迅速定位呼救者所在位置，将定位信息上传至调度指挥系统、救护车车载系统，并实时共享，同时自动规划导航出最佳行驶路线，缩短到达时间。

（四）自动语音应答与自动分级的需求

当遇到同区域多个呼救信息时，人工处理繁忙，或者人工出现漏问问题、分级不正确等疏忽时，也会耽误救援。智慧急救平台可利用云计算、大数据等，根据呼救者的答案生出一系列简明扼要的问题，以最短的时间掌握更多关键信息，并自动对患者分级，为调度人员做参考。

（五）自动调派的需求

调度指挥需要掌握复杂信息，并综合各种情况制定调派方案，人工操作复杂。利用智能急救系统，可以追求最优方案。系统根据患者位置、病情分级情况，结合急救资源分布情况，使用状态，按照就近、快速、合适的原则，自动规划出最优调度方案，供指挥人员参考，并自动下发指令给急救分中心、救护车和急救人员。

（六）实时路线方案的需求

按照已定路线行驶时，若出现严重堵车等突发事件时，改变方向依旧会拖延时间，降低救援效率。智慧急救平台可以整合实时路况信息，利用5G导航系统随时计算并规划出最佳行驶路线。

（七）双向定位，实时可视化的需求

不仅急救人员和120调度中心需要知晓呼救者的位置，呼救者也想要随时知晓救护车的位置，以安心等待救援。并且如果呼救者和救护车有会车需求时，双向实时定位尤为重要。呼救者可以通过接收实时短信或在手机APP及微信小程序上查看救护车实时位置，以安心等待救援。另外，120调度中心可以监控双方的位置信息、轨迹信息。

三、信息资源需求

（一）定位信息

呼救者报警时所告知的位置信息。若要提升救援速度，还需要呼救者和救护车的实时定位信息，并相互共享。

（二）患者信息

包括报警电话中询问的信息（患者人数、性别、年龄、病情情况）和电话指导中所得到的信息。如能知晓患者姓名，还能通过查找病历系统，得到患者的既往病史，更利于掌握患者病情，与急救站和后续转运医院共享信息。

（三）车辆信息

欲下达调度指令时，120调度中心需要距离患者最近的急救站所属车辆的调派、使用状态信息。还需要查看空闲车辆所配置的设备信息，是否配置符合此次急救任务的医疗设备，设备是否完好，医疗物资是否充足等。

（四）调度指挥信息

调度指挥时会产生下达给急救站、救护车、急救人员的指令信息，包括任务类型、患者位置、患者病情、派车信息等。指令信息需要通过多种方式传达，可以是手机短信、语音信息、APP提醒等。指令下达后还会产生急救站、救护车、急救人员的反馈信息。

（五）实时路况信息

选择行车路线时，会产生全区域路段施工、拥堵等路况信息。另外，还需要结合气象条件、地形、交通枢纽设置情况、早晚高峰情况等进行预估的路况信息。

（六）行驶轨迹信息

派车后会产生救护车的行驶轨迹信息，包括去急救现场的路线信息和转运医院的路线信息。

第五节　院前医疗服务业务需求

一、业务建模

在到达现场前，急救人员初步根据患者病情制定抢救方案，到达现场后立即抢救处置，根据情况决定是否转运并选择转运医院。转运途中，保持紧急救治和护理。对于危急重症患者，院内医务人员也可发起远程医学指导。同时通知医院急诊，根据患者情况进行急诊分级。对于危急重症（胸痛、卒中、创伤、危重孕产妇、危重新生儿）的患者，可直接进入院内绿色通道。到达医院后，与医院急诊交接，补充及确认电子病历并收费。

（一）制定预先抢救方案

根据120调度中心的调度指令，初步判断患者病情，需要准备哪些设备和物资等，预先制定抢救方案。

（二）现场抢救

再次判断患者病情并分级，积极实施现场抢救。根据抢救情况判断患者是否需要转运至医院。

（三）转运

1.选择转运医院：以就近、就急、就能力的原则选择转运医院；

2.选择行车路线：根据路况信息，利用导航系统选择最佳行车路线。

（四）开放绿色通道

对于胸痛、卒中、创伤、危重孕产妇、危重新生儿等危急重症患者，将患者病情、救治情况和拟转运医院等情况报告给120调度中心，建立绿色抢救通道。

（五）车内救治

利用车内设备，继续抢救，监测并维持病人生命体征，缓解病情进程，争取救治机会。

（六）通知医院急诊

向拟转运医院急诊发出急救通知，说明患者情况。

（七）与医院急诊交接

送达医院后，将患者病情进展和处置与急诊人员进行交接。

（八）确认电子病历并收费

补充并确认患者的电子病历，整理收费项目，完成收费。

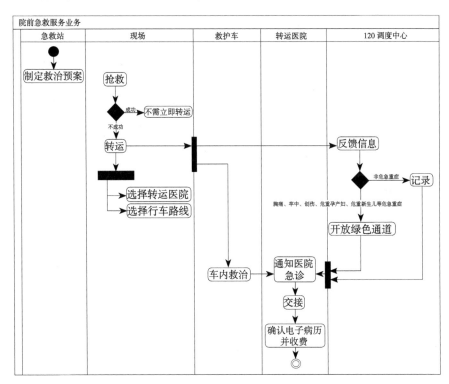

图4-11　院前医疗服务业务示意图

二、业务需求

（一）智慧化救护车的需求

将患者送至医院后，患者的生命体征等病情需要急救人员转告给院内医生，医生再在短时间内做出诊断和救治方案，不仅浪费救治时间，并且实际病情有可能传达不准确，医生短时间的反应也有可能出错，降低救治成功率。智慧急救可以将救护车设备进行数字化改造，支持语音控制车内设备，并利用物联网技术采集患者基本信息和体征信息，与医院急诊实现患者生命体征信息和车载电子病历系统共享。

（二）急救转运和医疗急救服务全程可视化的需求

为了方便急诊接诊前综合各种信息做出相应安排，通过对救护车移动轨迹、救护车车载医疗设备的实时监控，融合音视频应用，对急救过程进行全程实时跟踪，并推送医院系统。院内医务人员可以和急救人员远程互动，紧密配合，针对患者病情进行远程诊断和抢救指导。

（三）智能化选择转运医院的需求

为了更快地确定合适的转运医院，不耽误患者病情，通过急救云平台实时获取所在地区医疗机构基本信息、急诊接诊人数、繁忙度、床位空余情况、联系方式、是否具有建立绿色通道能力等信息，以地图分布的形式展现，并结合路况信息计算到达各医院的预计时间，智能筛选出最合适的医院，自动规划导航路线。

（四）自动生成电子病历的需求

通过使调度指挥平台、车载系统、医疗机构平台互联互通，数据共享，结合调度指挥平台收到的患者基本信息，车载设备记录的体征信息、急救人员用药记录、护理记录，急救人员语音录入的患者病情，医疗机构平台存档的患者既往病历信息，自动生成一份完整的电子病历，供院前急救人员、院内医生参考。

（五）建立绿色通道的需求

为了使危急重症患者得到尽早救治，节省每一步转运时间，需要开展以胸痛、卒中、创伤、危重孕产妇、危重新生儿五大中心为主的专病救治模块建设，依靠院前院内衔接系统，整合院前院内资源，优化救治现场—院前急救—院内急诊—其他科室的协同建设，疏通绿色通道。

（六）自助收费的需求

急救工作中，病人及家属往往心情焦急，急救人员任务繁忙，可能会出现催缴情况，激发矛盾纠纷。智慧急救系统内包含用户端服务，患者及家属只需在规定时间内自行登录平台，查询费用明细，并输入医保信息进行核算报销，按时缴费即可。对于拖欠缴费的用户还会发送缴费提醒，长期拖欠的用户会列入失信名单。

三、信息资源需求

（一）抢救方案信息

在到达现场前，急救人员根据患者病情信息制定产生抢救方案信息，包括预计救治流程信息、预计用药信息、预计设备使用信息等。另外，还需要患者与120调度中心的视频通话信息，了解患者实时病情进展情况和自行处置情况。

（二）救治记录信息

院前急救产生了急救人员处置患者的医嘱记录、护理记录、药品器械使用记录等信息。这些信息需要与拟转运医院和调度平台共享。此外，还需要急救云平台查询患者既往病历信息，了解既往史、家族史、过敏史，利于掌握患者病情，合理救治。

（三）车载医疗设备数据信息

转运过程中进行车内监护和救治时，会产生车载设备记录的生命体征信息、监护视频信息等。若需要与院内医生连线进行远程救治时，还会产生视频通话信息。

（四）电子病历信息

电子病历信息是综合120调度中心获取的患者基本信息、急救人员录入的病情信息、车载设备记录的数据信息，健康平台推送的患者既往史、病历信息等，智能生成的数据信息。

（五）转运医院信息

选择转运医院时需要救护车附近医疗机构的急诊信息（具体位置信息、规模信息、实时接诊人数信息、繁忙度信息、占用医疗资源信息等）、路线信息和预计到达时间信息。其中，路线信息和预估时间信息还需要路况信息、路段管制信息、气象条件信息等。

（六）收费和医保核算记录信息

收费时会汇总所有服务项目的明细以及个人医保报销后的费用信息。若拖欠缴费，还会产生拖欠时间信息、失信记录信息等。

第六节　突发事件应急救援业务需求

一、业务建模

监测到重大危险源发生问题或人员报警并接收到突发事件信息后，确定应急救援预案，并调度应急资源，组建应急救援队伍，迅速到达现场实施救援。根据救援现场情况，进行现场指挥，适时调整方案。根据患者伤情，组织转运并确认转运医院，再通知医院做好准备。同时向应急管理机构反馈救援实时情况。最后总结应急救援经验和教训，制定改进措施。

（一）监测并接收突发事件信息

监测到某地突发事故预警或人员发现并通过电话、无线电、短信等方式向应急部门报告突发事件信息（事件类型、发生时间、地点、规模、事故进展情况等）。

（二）确定应急救援预案和辅助决策方案

汇总所接收的突发事件信息进行分析预测，初判事件等级，确定应急救援预案。对重点设备进行信息查询以及事发重点区域进行三维模型模拟，通过检索和分析相关突发事件应急方案，并咨询专家意见，制定辅助决策方案。

（三）调度组织

1.选择人员物资：根据事件类型和规模，合理选择调度人员、车辆、设备等物资。

2.组建队伍：组建各应急救援队伍，明确任务分工，制定基于各小组的行动计划。

（四）出车

各车组根据应急预案准备救援所需的医疗设备、药物和器械，最短时间在救护车辆处集结，根据应急预案和实时路况信息，选择快速、安全路线驶向救援现场。

（五）现场救援

救护车组到达现场后，根据现场指挥的安排，对患者或伤员进行初步判断，对于伤情轻微的患者，现场进行包扎、止血、固定等急救措施；对于急危重症患者，现场进行必要的心肺复苏等抢救措施后，尽快送至应急预案中制定的医院进行后续救治；对于疑难伤员，及时联系专科医生或高年资急救专家进行远程医学指导。

（六）现场指挥

综合收集应急救援现场的各类信息，包括伤员信息、事故发展态势、应急救援队伍信息等，结合既定的应急救援预案对现场救援队伍进行指挥调度，同时根据突发事件发展的情况，随时调整应急预案和救援方案。

（七）跟踪反馈

应急部门及时跟踪，应急人员及时反馈突发事件实际进展情况、应急预案调整情况、资源使用情况、患者分级与转运情况等，方便应急部门辅助解决可能出现的问题（应急支援、应急物资补发、疏通转运路线、报告社会公众提防突发事件等）。

（八）组织转运

1.选择转运医院：根据患者分级情况，选择最适合各级患者的、最近的医院。

2.选择最佳转运路线：若转运路线上发生路段或桥体坍塌、维修等不能用应急车进行转运的情况，可以调派直升机实施航空救援。

（九）通知医院

将事故类型、患者伤者信息（人数、病情分级等）通知医院，以做好接诊准备。

（十）总结应急救援经验和教训，制定改进措施

记录此次突发事件基本信息、应急响应过程中各时间点的任务信息、应急预案、应急资源调配使用情况、患者伤亡情况、患者病历和治疗转归情况等并生成报告，发现应急救援流程中存在的问题，总结经验教训，并制定改进方案。

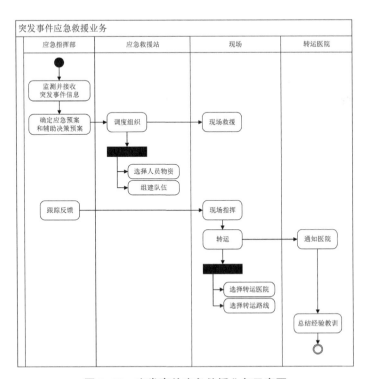

图4-12　突发事件应急救援业务示意图

二、业务需求

（一）快速获取准确的突发事件信息的需求

为了能够第一时间发现并了解突发事件的准确情况，可以与有重大突发事件发生隐患的单位进行联动，建立信息高速通道。对于重大危险源生产经营类单位，实时采集、分析所监测危险源的数据，并将数据回传至应急部门。当发生异常情况时，可自动向应急部门和本生产单位预警并获得动态信息。应急部门也可通过共享平台实现对重点设备的信息查询管理功能。

（二）自动评级的需求

评估突发事件的级别所涉及的信息非常繁杂，不仅受到事故本身（事故类型、规模）的影响，还会受到客观因素（气象条件、地理位置、人口密度）的影响。所以，人工评级有可能会忽略某些信息，从而评级出现错误，影响后续应急响应效果。利用大数据、云计算等技术，汇总事故发展和周围环境的动态数据，同时与110、119、122报警平台联动获取突发事件报警记录，结合所有信息，系统可在第一时间自动评级，还可以随着事件发展，评级实时变化。

（三）动态调整应急预案的需求

突发事件包括自然灾害、事故灾难、公共卫生事件等不同大类，大类之下还可细分为不同小类。不同类型、不同严重级别的突发事件对应着不同应急预案。即便不同类型的突发事件都有既定的大致响应原则和流程，但仍需要根据实际情况做出调整，人工研判并制定预案需要一定时间，并有可能出现疏忽的情况。所以，应急方案智能化很有必要。不同类型的应急预案可放入数据库中进行管理，在突发事件发生时，调取并制定对应的应急预案，并根据事件的实际情况（发生地点、影响范围、气象条件等）

进行动态调整，为应急指挥人员提供参考。

（四）事故现场三维模型展示的需求

根据获得的事故基本信息以及对事故地点和周围环境构造所掌握的原有信息，通过整合后进行推演、计算，自动生成事故现场三维模型，方便急救人员开展救援行动，指挥人员进行后续安排。并且后续若增加新的事故信息（如现场无人机等设备监控的数据和视频），还可自动对三维模型进行调整。

（五）应急推演和事故后果模拟分析的需求

根据所制定的应急预案和事故进展情况，结合以往类似事件的应急经验和进展结果，利用大数据、云计算、人工智能等技术，对实施应急救援后事故发展进行推演，发现是否存在问题隐患，并且预测事故后果，提前做好准备。

（六）应急资源调配自动化的需求

应急救援站、应急资源散落分布在全市不同地点，虽然应急救援站的位置容易掌握，但救护车、设备、物资和配备的急救人员做不到随时更新并及时上报应急指挥部，所以调配资源时可能存在与应急站的沟通时间。利用信息化技术，将应急资源的管理信息上传至大数据平台，可查看实时分布和使用情况，之后根据应急预案和调派原则，自动生成调派方案，供指挥人员参考，并自动下发至应急救援站。

（七）现场情况实时回传的需求

为了实现向应急部门可视化展示现场情况，做到了如指掌，方便后续做出最佳的处理措施。可利用无人机、智能机器人等代替急救人员进入事故现场内部勘察，急救记录仪、救护车外部摄像头等对现场外部环境进行总体监控，利用物联网、大数据技术，将采集的数据和视频信息实时传输到应急指挥部。系统可根据实时数据对应急预案和资源调配方案做出调整，供指挥人员参考。

（八）自动生成突发事件总结报告的需求

事件报告内容繁杂冗长，人工总结报告浪费时间。并且，总结报告除了留案记录，更有意义的是提取响应流程中存在问题隐患的步骤，并分析原因，总结经验教训。利用大数据、人工智能技术，可迅速在众多信息中发现并评估问题隐患，并自动生成解决建议，操作人员可参考其可行性制定相应解决措施。

三、信息资源需求

（一）突发事件记录信息

包括到达现场前收集的事故信息和在现场实际勘察所得的信息。到达现场前获取的信息包括事故地点和周围环境的原有信息、危险源监测异常信息、报警人员汇报的信息、重点设备查询信息和110、119、122报警平台的报警记录等。在现场获取的信息包括无人机数据、机器人数据、急救记录仪数据和救护车摄像头数据等。

（二）突发事件分级信息

为确定应急预案，需要根据突发事件报警信息和监控信息，对事件严重程度进行评级，产生事件分级信息。

（三）应急预案信息

根据事件信息（类型、地点、规模等）和事件分级结果制定产生应急预案信息，包括初步制定的预案和后续不断调整的预案。

（四）应急资源调配信息

调度应急资源时会产生符合调派要求的急救人员、车辆、设备信息。这项业务工作需要全市区应急人员、车辆、设备的所属机构信息、分布信息、使用状态信息、专业水平信息等。

（五）应急处置信息

应急人员对现场进行勘察、指挥时会产生现场动态情况信息，对人员进行现场急救会产生医嘱记录信息、药械使用情况信息、患者实时体征信息等救治记录信息。

（六）转运信息

确定转运医院时需要患者分级信息、附近医院的基本信息、接诊繁忙情况信息、急诊救治能力信息等。导航各转运医院需要交通路况信息、医院位置信息等，以产生路线信息。若需要航空救援，还需要直升机分布位置、使用状态和调派信息等。

（七）事故总结报告信息

突发事件应急响应结束后会产生总结报告信息。除此之外，对于事故报告中可能存在的问题（导致响应时间延长、响应效果欠佳的业务问题），还会产生原因分析信息和解决调整的建议信息。

第七节 重大活动保障业务需求

一、业务建模

接收重大活动保障信息后，根据活动类型、规模、要求保障等级等来确定保障方案，并选择相应车辆、设备、人员，到达现场布置点位。活动开始后，通过汇总活动现场情况，进行现场指挥，随时准备并应对突发事件发生。活动结束后，对本次活动保障任务进行记录和总结，对存在的问题制定改进方案。

（一）接收重大活动保障信息

接到举办重大活动的信息后，明确活动的类型和规模，参与人数，举办地点和时间，是否有重要领导人物参加等。

（二）确定保障方案

根据所接收到的重大活动信息，制定详细的保障方案，包括现场布置、安保、应急准备、医疗救治、后勤保障等各方面的工作安排。

（三）组织准备

1.选择调派保障资源：联合各相关部门，选择调派符合保障活动要求的人员、车辆、设备等物资。

2.组建工作团队：根据保障方案，组建各专业团队，包括安保小组、医疗救护组织、消防救援队伍等，明确各组的任务分工，确定各组的行动计划。

（四）保障现场布置点位

根据保障方案，结合现场地形、建筑结构等，在现场布置点位，合理分配保障资源（包括安保资源、医疗救助资源、应急消防资源等）。并在活动前，组织各组人员现场演练和培训。

（五）现场指挥

利用活动场所的监控录像，安保人员实时汇报的信息等，指挥中心掌握活动现场情况，对可能出现的事故问题及时进行预防和解决，如人员拥挤地段及时疏通等。

（六）突发事件处置

当突发事件发生时，120调度中心快速对事件评级，根据实际情况对预先准备的应急方案进行调整，并调派应急资源，指挥各小组（安保小组、医疗小组等）行动，并联动其他相关部门协同解决。

（七）活动保障总结

总结此次重大活动保障工作，并生成报告。如果此次工作中出现各种不利于保障工作有序有效进行的问题，应该分析其原因，并制定解决措施或出台相应政策法规以规范行动。

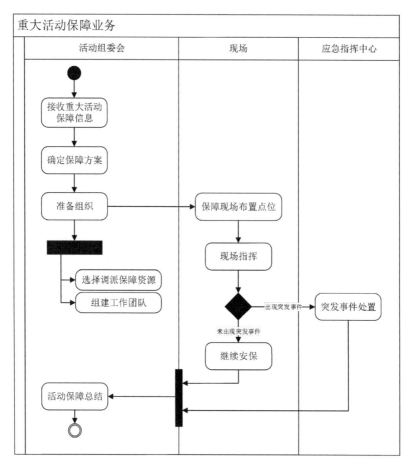

图4-13 重大活动保障业务示意图

二、业务需求

（一）自动生成保障方案建议的需求

将不同活动类型对应的保障方案、重要场地的内部结构图等信息放入数据库进行管理。当有重大活动举办需要保障工作时，系统可按照活动特点在数据库中智能筛选相应保障方案模板，并结合活动实际情况加以调整，自动生成一份保障方案供活动组委会参考，节省人工查询和制定方案的时间。

（二）实时监测客流和用户行为的需求

对于人口密度大，活动级别相对重大的大型群众性活动，在活动开始的全过程中实时监测客流和用户行为，有利于保障部门进行现场指挥，以及更好应对突发事件的发生。通过获取用户位置数据，采用融合定位算法挖掘用户行为轨迹，结合用户属性、通信行为数据和网络行为数据，可以形成以位置数据为核心的实时客流数据，对客流和用户行为实现可视化和可控化。还可以利用云计算、人工智能技术对于人流拥挤可能出现踩踏事故风险，疑似危险分子破坏活动等问题及时预警。

（三）自动分配保障资源的需求

制订活动保障方案后还需要选择调派保障资源，并根据场地地图寻找合适点位进行部署。为避免人工操作繁杂，可以将保障人员及物资详细信息录入数据库管理，通过整合对保障人员、车辆、设备的各项要求，系统可自动检索出符合需求的人员和物资，按照场地地图进行自动分配，并形成点位图。

（四）现场情况实时监控的需求

利用场所摄像头、救护车摄像头，以及无人机、自走机器人等智能设备采集现场图像视频，并将其实时传输回信息管理平台，120调度中心、救护车、急救人员等均可通过该平台实时共享现场信息，各方之间还可搭建实时音视频通话的通道，利于协同工作。同时，系统可利用人工智能图像识别技术，对踩踏事件、火灾、袭击等突发事件进行识别和自动报警，引起各方人员注意。

（五）突发事件自动响应的需求

当突发事件发生时，可以利用上述突发事件应急救援业务的系统，对

163

事件自动评级，自动生成应急预案、应急资源调配方案等。

（六）多部门联动的需求

为做好活动保障工作，应发挥大数据核心能力优势，与公安、交通、旅游等部门进行联动和数据共享。

三、信息资源需求

（一）重大活动保障方案信息

制定活动保障方案时，需要活动主题信息（如重大会议、博览会、体育赛事、表演活动等）以确定保障级别，活动场地的地理位置、内部结构图以推测人流量等。系统需要录入对于不同活动类型，不同保障级别所制定的保障方案信息、所在市区所有能够承办活动的重要场所（会场、商场、剧院、体育场等）的内部结构图信息进行管理，方便制定方案时数据直接提取。除此之外，还需要活动开展时所涉及的重要人员、物品的详细信息，以便对其制定更安全合理的保障方案。

（二）调配保障资源的信息

保障资源信息包括各部门（公安部门、医疗机构、消防部门）的保障人员信息、保障车辆信息和设备信息。其中保障人员信息包括性别、年龄、政治面貌、外语水平、健康状况、专业技能等个人基本信息，车辆和设备包括了适用条件、各类专业参数等信息。除此之外，还需要获得各类资源调派状态、功能使用状态、分布情况等信息，方便调派。

（三）现场监控信息

利用摄像头和各种智能设备进行现场监控时，可产生现场视频信息、语音信息。除此之外，还需要客流热力图等信息，也就是将现场视频资料进行数据加工和分析而产生的动态图像信息。从数据层面，更直观地展示现场情况。

第八节 公众服务业务需求

一、业务建模

公众服务平台（包括 APP、微信公众号、小程序等）可向公众发布新闻报道、急救政策、急救知识等文案，在其下方提供交流学习的讨论区。在平台上还可查询法律法规、急救服务相关信息。并且平台可开展线上培训课程，进行线上测验和急救资格证书考核。同时，公众也可利用平台获取急救服务。公众可预先填好个人信息，当需要急救时，通过一键呼救即可将患者信息报告给 120 调度中心。在等待救护车的时间中，患者可查询救护车轨迹等，并与指挥调度人员或急救医生沟通病情以便自救或帮助患者简单处理。最后，在平台上结算收费、医保报销，并查看个人急救病历，对急救服务进行评价。若公众对以上各项服务有意见，可以进行投诉。

（一）信息发布

1.发布新闻：平台紧跟急救相关的时事，报道所在市区较为突出的急救新闻、重要会议、学术活动以及公众急救服务平台运行的周报、月报等。

2.宣传急救政策：发布最近更新的或有重大意义的急救相关政策，并附上解读文章，方便大众理解。

3.普及急救知识：发布常见疾病、常见外伤的处置方法，以及突发危急严重疾病时的自救措施和他人帮助患者所做的简单处置方法。

（二）查询

1.查询法律法规：公众可按照关键字、主题、发布时段等检索方式查询急救相关法律法规。

2.急救服务相关信息：公众可查询所在市区急救分中心的位置、急救资源配备情况、联系方式，急救服务项目的介绍和收费标准，医疗机构急诊基本信息、接诊数量等。

（三）开展急救培训

培训模块为公众提供系统学习急救知识的需求。公众可以查看各种急救课程介绍，根据需要进行线上报名、学习课程，并课后测验等。

（四）急救资格证书考核

经过培训后，有意向的社会人员可以在平台预约急救资格证书考试，考试通过可获得电子证书，之后可凭证参加相关急救志愿服务。

（五）急救服务

1.预置个人基本信息：用户提前填写个人信息，包括姓名、性别、年龄、详细既往史和家族史，常住地址、紧急联系人等，在呼救时可以直接获取，节省询问时间。

2.一键呼救：向120调度指挥平台报警时，若本人呼救只需填写疾病主诉信息并发送位置信息。该功能还支持语音或视频呼救。

3.任务查询和远程指导：等待急救的过程中，可在平台实时查询车辆位置、轨迹和预计到达时间，并与调度员或线上医生保持语音或视频通话，听从指导进行简单急救处置。

4.收费和医保报销：急救服务完成后，统计收费项目。绑定医保卡进行报销，计算最终金额进行缴费。

5.电子病历查询：用户可以查询本次和以往的所有电子病历信息。

6.评价：最后，对急救服务做总体评价，对其中不满意的业务流程可提出意见。

（六）投诉建议

公众可对急救服务、收费服务等进行投诉，对急救政策、知识等发表意见或纠错建议。

二、业务需求

（一）个性化知识推送的需求

若用户填写了个人基本信息，尤其是既往史、家族史，或曾经利用平台获取过急救服务，则系统可通过大数据平台，定位用户需求，除了推送一些日常基本的急救知识，还会根据用户病史针对性地提供易发疾病的急救知识。

（二）实时查询急救服务相关信息的需求

为了使公众对所在市区急救服务有所了解，提升公众急救服务知晓率，平台汇总所在市区急救中心、医疗机构的位置、规模、基本信息、联系方式以及所在市区急救服务收费项目、医保报销的比例等。服务平台还需要与各急救中心系统、各医疗机构系统建立信息通道，公众可在平台查询到急救资源分布情况、医疗机构实时接诊人数、救护车实时调派情况等。

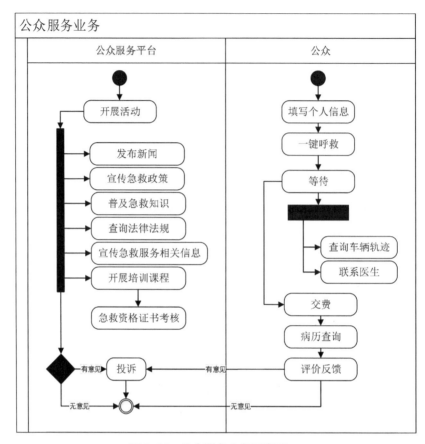

图4-14 公众服务业务示意图

（三）一键呼救快捷化的需求

对于危急重症患者或聋哑人自救的情况，一键呼救可以设置桌面快捷键，省去打开APP等平台的步骤，并且在按键之后直接启动视频语音呼救。

（四）实时双向定位查询的需求

为了保证救护车快速到达，患者得到及时救治，救护车和患者应共享定位。在车载定位系统和服务平台间构建信息传输通道，可以将救护车的位置信息、轨迹信息实时传输到用户移动端。并结合路况信息、救护车移动速度，推算预计到达时间。而患者的位置信息也可以实时传输到车载系统，并且报警者还可以拍照上传周围的标志性建筑等更具体的信息以确定位置。

（五）医患沟通的需求

为了尽快对突发疾病做出正确的处理，增加抢救成功的机会，应利用好等待救护车的时间。报警人员可以在呼救后通过服务平台的视频通话、语音通话等功能与120调度中心人员或在线医生沟通病情，寻求正确的处理方式。

（六）医保自动结算报销的需求

院前急救完毕后，人工统计收费项目烦琐，为防止"乱收费、错收费"等现象出现，利用系统实时记录并结算很有必要。服务平台与车载系统、车载设备互联互通，出车时长、设备、药物等使用情况按实记录，并统计所有收费项目，根据输入的医保信息报销，自动计算出最终缴费金额。

（七）个人历次病历查询的需求

对于某病高危患者，掌握历次发病情况尤为重要。服务平台与各医疗机构病历管理系统对接，筛选用户历次电子病历供患者和医生查询，利于做出正确诊断。

（八）培训课程资源管理的需求

对于不同疾病有不同的急救培训课程。每类疾病的培训课程中又包括了讲述其发病原因、临床症状、诊断方法、急救处理原则和方法等课程。除了视频形式的学习资源，还有文字形式的总结资料。海量学习资源需要有数据库进行管理。用户可在数据库中按疾病分类、临床症状、急救措施等关键词或历史学习记录进行检索，方便学习。

（九）在线资格考试规范化的需求

为保证证书的质量，急救资格证书的考核需要公平公正，严禁作弊、替考等现象出现。考试应采用线上线下结合的模式。理论考试采用线上形式，应设置对于切屏、复制粘贴等操作的智能识别，并开启设备摄像头进行监控。实操考试采用线下形式，在平台上进行预约报名、准考证打印。考核完成后，成绩自动上传平台。通过考核者，系统自动生成电子资格证书。

三、信息资源需求

（一）文案信息

发布的文案包括新闻信息、政策信息、急救知识信息。新闻信息来自各媒体平台，政策信息来自政府平台，筛选出有普及意义的与院前急救相关的信息发布在服务平台。急救知识信息来自医学知识数据库，并经过专业医生审核后发布。

（二）培训信息

在平台培训急救知识时，会产生个人报名信息、报名课程信息、资料信息、学习进度信息等。除此之外，还需要推荐课程信息，即根据所学课程，系统智能推算用户还需要掌握的课程。

（三）考核信息

证书考核模块会产生考试报名信息、准考证信息、考试成绩信息、监考视频信息、违规记录信息、电子证书信息等。另外，还需要用户知识漏洞信息，即在不泄露考题的情况下，系统根据答题情况智能识别答题人知识薄弱的方面，提醒答题人加强此类知识的学习。

（四）急救服务信息

在公众请求急救服务时，会产生呼救信息、车辆轨迹信息、沟通病情的视频语音信息、病历信息、收费明细和医保报销信息等。其中呼救信息包括预先填写的个人基本信息和呼救时所提交的各种形式（文字、语音、视频）的病情信息和位置信息。

第九节　综合管理业务需求

一、业务建模

（一）日常管理

包括对机构、人员、车辆、设备、药物、器械的管理。机构包括急救分中心或急救站，洗消站。机构管理主要是对其日常运行的管理。急救人员包括医生、护士、救护车司机、调度员等。人员管理主要是对人员基本信息、业务能力信息等的档案管理。车辆管理主要是对其基本信息、使用寿命、配备设施、损坏维修记录等信息的管理。设备除了各急救中心/站的急救设备（呼吸机、心电监护仪、担架车等）外，还有分布在全市各公共场所的 AED 设备。设备管理主要是对其所在位置、使用寿命、使用记录、检修维护记录等信息的管理。药物和器械的管理主要是对其入/出库信息、使用记录、库存数量等信息的管理。

（二）绩效考核

向各机构、人员每隔一段时间，针对急救响应速度、急救工作质量、日常设备检查维护情况、投诉率等各工作指标，按照绩效考核评分标准，进行打分。单项分数不达标的机构或人员需要分析问题原因，尽早调整改正。

（三）急救质量监管

急救服务分为院前急救和院内救治两个阶段。通过急救响应时间、院前患者病情缓解情况、设备使用情况、危急重症患者是否及时开启绿色通道、抢救成功率、患者评价等方面对急救服务的整个流程进行监管。

（四）收费管理

对全系统中所有服务（院前急救服务、转运服务、医疗保障服务等）的收费项目统一管理，为患者提供总账单和发票。

（五）投诉管理

收集电话、信箱、网站、APP、微信等多种渠道的信息，将公众对全系统中所有项目的投诉信息统一管理。

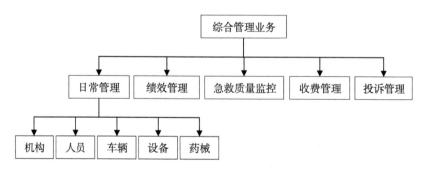

图4-15 综合管理业务示意图

二、业务需求

（一）动态可视化管理的需求

为方便调度工作，对于机构、人员、车辆、设备、药械的管理需要做到动态可视化，即实时监管其各方面的状态信息。

（二）统一综合管理的需求

对于收费项目、投诉信息均具有统一管理的必要性。各项服务逐次收费和医保报销过于烦琐，投诉信息涉及的方面杂乱众多，管理困难。所以，需要综合全系统中所有服务的收费、投诉信息进行管理，支持按类别查询，对管理者和患者双方均增加了便利。

（三）收集各业务流程信息的需求

为了对急救服务质量进行有效监管，可以将各业务运行所涉及的平台与管理平台对接，随时调取各项业务的工作信息，实现对全流程的监督。

三、信息资源需求

（一）机构管理信息

机构管理会产生机构基本信息、员工在岗情况信息、配备车辆信息、重点任务的监控信息、例行工作执行信息等。

（二）人员管理信息

人员管理会产生个人基本信息（性别、年龄、民族、政治面貌、专业水平、外语水平等）、工作记录信息、奖惩情况信息、投诉信息等。

（三）车辆管理信息

车辆管理会产生车辆基本信息、调派使用记录信息、行车记录仪数据信息、维修保养记录信息、使用年限信息等。另外，对于正在出车状态的车辆，还需要其实时位置信息、行驶状态信息、实时油量信息等。

（四）设备管理信息

设备管理会产生设备基本信息、所在站点/场所信息、使用寿命信息、使用记录、维修保养信息等。另外，还需要设备的实时位置信息、电量信息等，方便加强外派人员管理。

（五）药械管理信息

药械管理会产生药械基本信息、库存信息、使用记录信息、出/入库信息、日常核查信息等。另外，对于药品，还需要临期、过期提醒信息，适时调整药品资源防止误用过期药品。

（六）收费管理信息

收费管理会产生各类服务的收费明细信息、医保核算后收费明细信息、交费提醒信息、拖欠交费信息、失信记录信息等。

（七）绩效管理信息

绩效管理信息包括绩效指标完成情况信息、绩效评分信息、未达标人员或机构信息等。另外，还需要根据未达标次数对人员或机构进行排序，统计得出问题人员或问题机构的信息。

（八）质量监管信息

质量监管信息包括对各业务服务流程的质量评价信息、患者评价信息、投诉信息等。系统还应该对各业务服务流程中的各项工作形成一套完整的质量评价指标体系，使质量监管更加规范化。

第十节　业务协同需求

一、卫生健康机构内部协同

（一）卫生健康行政部门

卫生健康行政部门可提供有关医疗急救服务、突发事件应急响应服务、重大业务保障服务的政策文件，所在市区的医疗机构、社区卫生服务站、急救站的基本信息和分布信息，所在市区急救入院的统计数据等。调度指挥系统、医疗机构系统、应急保障服务系统可定时向卫健委汇报上传时间段内所发生的急救事件、应急事件的主要信息。

（二）医疗机构急诊科室

医疗机构将所在位置、联系方式、急诊实时接诊人数、繁忙度、急诊配备的医疗资源、床位空余情况等信息共享给120调度中心、救护车、公众服务平台。在进行院前急救时，救护车车载系统将患者电子病历信息、设备监测的体征信息、急救人员的处置信息、车辆预计到达时间等数据传输给医院急诊。并且，院内医生可通过平台的音视频通话功能对患者和院前急救人员进行医学指导和监护。

（三）疾病预防控制机构

疾病预防控制机构可提供各类疾病发病、死亡的统计数据，突发疾病转归情况、送医情况等信息的统计数据。对于应急保障工作，疾控部门也可调派资源，与调度指挥平台、急救站协同处理。医疗机构、社区卫生服务站需要将每例患者院前急救信息、院内治疗转归情况信息上传给疾控部门。

二、跨部门业务协同

（一）公安部门

获取110、122报警信息，建立各类警情协同共享机制、突发事件应急处置协同机制等；获取全市实时交通路况信息、道路管制信息等，通报救护车辆位置及行驶轨迹，与交管部门建立紧急交通保障、信号灯"绿波带"动态调整、违章信息共享、交通事故快处等协同机制；向交管部门共享救护车辆车载行车记录仪相关数据，提供社会车辆未避让救护车的违法信息，建立联合惩治、联合执法等工作机制。

（二）应急管理部门

与119指挥调度平台实现互联互通，获取119报警信息，建立各类警情协同共享机制、突发事件应急处置协同机制等。与应急管理局共享救护车、急救人员、急救物资分布及储备情况，建立物资动态协调机制。遇突发事件时，与应急管理局形成应急处置协作机制，实时共享事态发展情况，共享现场画面，共享指挥调度信息。

（三）医保部门

获取各类医保报销制度、报销目录等，建立医保实时结算工作机制，实现院前急救费用实时报销。获取患者参保信息。推送患者费用明细信息。

（四）信息化主管部门

建立智慧急救系统运维、5G网络使用费用等常态化信息化经费保障机制；在通信管理局协助下，与电信运营商一同建立多链路电话、网络、5G通信保障及故障应急恢复工作机制。获取全市固定电话机主信息和安装地址信息、移动电话实名认证信息，获取移动电话呼出120电话时的所在位置。在经信委协助下，协调高德地图、百度地图等商业导航软件厂商，实时共享救护车位置和行驶路线，通过导航软件向沿途社会车辆发布避让信息。

（五）气象部门

获取详细天气预报信息、极端天气信息、气象预警信息、自然灾害信息等；遇突发事件或重大活动保障时，获取按小时或更小时间间隔的气象预报和灾害预警信息，与市气象局形成动态气象会商协同机制。

（六）城市规划部门

获取高精度地理信息，特别是山区等地质复杂地区的详细地理信息，以及核心区胡同、小区内部道路、乡间小路等狭窄道路宽度、限高等信息，确保救护车辆安全通过。

第十一节　基础设施建设需求

一、网络需求

主要包括政务外网、专网、前置机+VPN、5G网络、光纤专网和电信运营商网络。政务外网主要连接卫生健康行政部门和其他政府部门，专网主要连接急救中心和急救分中心、120调度中心。通过利用政务云或搭建急救云平台，运用5G网络连接救护车和急救人员，使用前置机、VPN或政务外网连接医疗机构，通过三大电信运营商网络连接120调度中心。

二、服务器需求

系统涉及的部分服务器、网络等硬件设备。每个核心子系统计划做到双机容错，根据系统实际使用情况，机房内的数据库服务器、CTI服务器、应用服务器、录音服务器、WEB服务器和通信服务器根据建设情况使用ROSE双机热备的备份方案进行部署，提高系统的冗余率和实时稳定性。

同时，系统软件，主要包括各类服务器、PC、终端设备的操作系统、数据库管理系统、各类办公软件、数据中间件、消息中间件、安全防护软件等。系统软件按照国家有关要求严格落实正版化工作。

三、存储需求

智慧急救信息系统所涉及的信息量主要在于电话信息、数字录音、事件信息、人员及救护车定位信息、急救电子病历信息、急救视频信息等，此外管理与决策信息系统相关主题分析数据库也需要一定的存储空间支持。

四、政务云平台需求

通过政务云平台，构建覆盖各级卫生健康行政管理部门、直属急救中心站、区属急救分中心、网络急救站、各级各类医疗机构急诊科、社区卫生服务机构，以及各类救护车、应急指挥车、急救设备、急救人员的急救云平台，实现机构、车辆、设备、人员的全互联。

基于政务云平台，实现智慧急救信息平台与110、119、122等调度指挥平台、公安部门、交通部门、气象部门等外部系统的互联互通和信息共享。

基于政务云平台，建立院前急救综合支付平台，打通院前急救收费系统、医院收费系统、医保核算系统、银联系统、第三方支付平台等信息系统，实现一站式急救付费、延后付费、医保实时结算报销等服务。

第十二节　性能需求

各系统之间需要进行数据或功能的相互调用，对平台的性能要求较高，具体性能需求如下：

一、稳定性指标

（一）系统有效工作时间≥99.99%。

（二）平均无故障时间≥365天。

（三）当系统处理能力不足时，可通过增加相应的节点和处理能力来实现系统处理能力的动态增长。

（四）数据传输网络畅通、快捷、可扩展。核心网络设备、线路均具有冗余，设备处理能力满足业务高峰期需要。整网带宽满足业务高峰期需要。

（五）采用通用性好、安全可靠的操作系统以及大型数据库系统，以保证系统良好的性能。

（六）不出现以下情况：无故退出系统；发生系统不可控的故障提示；因系统故障导致操作系统或机器无法正常操作。

二、数据服务响应指标

（一）简单事务处理（包含各类简单查询业务、主要页面平均响应时间等）≤1s（200名并发用户）。

（二）复杂查询≤3s（200名并发用户）。

三、应用系统性能指标

（一）应用系统性能稳定、可靠、实用。

（二）人机界面友好，输出、输入方便，图表生成美观，检索、查询简单快捷。

（三）系统采用便于升级的模块化设计，包括采用软件升级来简化系统扩展和修改，模块组合可以根据需要来选择。

（四）提供标准的网络通信应用层协议和应用基本函数及调用接口。

四、可靠性与安全性

（一）系统应支持全年无间断服务，要求软件系统 7×24 小时不间断运行。

（二）软件系统在意外故障情况发生时，能确保呼救受理工作的进行，并能通过简便方式迅速恢复。

（三）系统应具有过负荷控制能力，不论在平时还是峰值情况下，系统都可以安全可靠运行和数据备份。

（四）保持各子系统的相对独立性，确保呼救受理与指挥调度核心子系统不因其他子系统故障而影响正常工作。即使系统发生最严重的故障，仍能接听呼救电话并利用有线通信子系统或无线通信子系统实施基本的语音通信指挥。

（五）要求对系统运行中可能出现的各种异常情况和突发事件设计明显的报警手段和周到的应急措施，并在系统运行中不断完善。

五、先进性与成熟性

软件系统建设要尽可能采用国内外先进的技术，采用先进的体系结构和主流产品作为支撑环境。

同时，软件系统必须为成熟产品，并具有多个同一规模的类似成功案例。

六、开放性与兼容性

（一）各子系统的软件要模块化，并完全兼容第三方系统，以便系统将来改造、扩容、升级。

（二）各功能模块之间的通信采用标准通信协议（如TCP/IP）而非专有技术。

（三）系统要求采用通用的数据库平台，通信平台统一使用成熟的ICT技术。

（四）系统构建灵活、开放的体系结构，为系统扩展、升级及可预见的管理模式的改变留有余地。

七、可操作性与可管理性

（一）要求系统的功能设置完全符合紧急医疗救援工作流程。

（二）用户界面要求直观、简洁、友好，菜单要求功能清晰，具有简单的层次感，应避免复杂的菜单选择和窗口重叠，简化数据输入，界面应采用统一风格，统一操作方式。

（三）各个功能键的定义要合理，符合紧急医疗救援规范，为用户提供操作或系统的出错提示简洁明了。

（四）要求提供系统维护终端和维护界面，系统对网络连接、硬件设备、软件运行情况等提供实时监测、实时记录和监控管理。

（五）系统为用户提供简便统计工具，方便用户对数据库的管理、统计及图表显示和输出。

（六）系统必须符合急救中心的现有管理模式和运行模式，符合目前的调度、车管、救治、急救站、外协急救站等的业务要求。

八、可扩展性与标准性

（一）系统要求满足今后网络用户数量继续增长的需求，可灵活扩充和调整。

（二）系统软件规模和范围都具有可扩展性，子系统可逐步升级，新的子系统可随时扩展增加，模块化的设计使整个系统处理能力可以在线提升。

（三）系统建设所提供的各项硬件、软件和系统应符合国家的相应技术标准。所提供的系统功能、性能应完全符合使用方指明的标准，并或高于使用方提出的要求。对于本文件未规定的有关系统功能，应提出建议，并陈述其理由。如果系统运行期间发现提供的所有系统功能及性能无法达到使用方的要求，要免费提供完善其系统，并提出符合本技术规范的承诺和时限，直到满足技术规范书要求为止。

第十三节　信息安全需求

一、个人信息保护需求

智慧急救信息平台中涉及大量患者信息，主要包括患者的姓名、性别、年龄、国籍、身份证号、医保类型、呼救电话号码、呼救地点、症状、诊断、医嘱、用药记录、送往医院、院前急救电子病历等。

根据《中华人民共和国个人信息保护法》以及相关行政法规的规定，上述信息均属于受法律保护的敏感个人信息，对其进行的收集、存储、使用、加工、传输、提供、公开、删除等操作，均应遵循合法、正当、必要和诚信原则，不得通过误导、欺诈、胁迫等方式处理个人信息。

根据法律规定，应当根据个人信息的处理目的、处理方式、个人信息的种类以及对个人权益的影响、可能存在的安全风险等，采取制定内部管理制度和操作规程、对个人信息实行分类管理、采取相应的加密去标识化等安全技术措施、合理确定个人信息处理的操作权限、定期对从业人员进行安全教育和培训、制定并组织实施个人信息安全事件应急预案等措施，确保个人信息处理活动符合法律、行政法规的规定，并防止未经授权的访问以及个人信息泄露、篡改、丢失。

二、安全技术需求

（一）安全物理环境需求

物理和环境安全主要影响因素包括机房环境、机柜、电源、服务器、网络设备、电磁防护和其他设备的物理环境。该层面为基础设施和业务应用系统提供了一个生成、处理、存储和传输数据的物理环境。

机房选择需要考虑物理位置、物理访问控制、防盗和防破坏、防雷击、防火、防水和防潮、防静电、温湿度控制、电力供应、电磁防护等方面的要求。

（二）安全通信网络需求

通信网络是对定级系统安全计算环境之间进行信息传输及实施安全策略的安全部件。是利用网络设备、安全设备、服务器、通信线路以及接入链路等设备或部件共同建成的、可以用于在本地或远程传输数据的网络环境。具体安全需求如下：

1.针对网络架构设计不合理而影响业务通信或传输问题，需要通过优化设计、划分安全域改造完成。

2.针对利用通用安全协议、算法、软件等缺陷获取信息或破坏通信完整性和保密性，需要通过数据加密技术、数据校验技术来保障。

3.针对内部人员未经授权违规连接外部网络，或者外部人员未经许可随意接入内部网络而引发的安全风险，以及因使用无线网络传输的移动终端而带来的安全接入风险等问题，需要通过违规外联、安全准入控制以及无线安全控制措施来解决。

4.针对通过分布式拒绝服务攻击恶意地消耗网络、操作系统和应用系统资源，导致拒绝服务或服务停止的安全风险，需要通过抗DDoS攻击防护、服务器主机资源优化、入侵检测与防范、网络结构调整与优化等手段来解决。

5.针对攻击者越权访问文件、数据或其他资源，需要通过访问控制、身份鉴别等技术来解决。

6.针对利用网络协议、操作系统或应用系统存在的漏洞进行恶意攻击（如碎片重组、协议端口重定位等），需要通过网络入侵检测、恶意代码防范等技术措施来解决。

7.针对利用网络结构设计缺陷旁路安全策略，未授权访问网络，需要通过访问控制、身份鉴别、网络结构优化和调整等综合方法解决。

8.针对众多网络设备、安全设备、通信线路等基础设施环境不能有效、统一监测、分析，以及集中安全策略分发、漏洞补丁升级等安全管理问题，需要通过集中安全管控机制来解决。

9.针对通信线路、关键网络设备和关键计算设备单点故障，要增加通信线路、关键网络设备和关键计算设备的硬件冗余，并保证系统的可用性。

（三）安全区域边界需求

区域边界包括安全计算环境边界，以及安全计算环境与安全通信网络之间实现连接并实施安全策略的相关部件，区域边界安全即各网络安全域边界和网络关键节点可能存在的安全风险。需要把可能的安全风险控制在相对独立的区域内，避免安全风险的大规模扩散。

各类网络设备、服务器、管理终端和其他办公设备系统层的安全风险。主要涵盖两个方面，一个是来自系统本身的脆弱性风险；另一个是来自用户登录账号、权限等系统使用、配置和管理等风险。具体如下：

1.针对在跨边界的访问和数据流防护、网页浏览、文档传递、介质拷贝或文件下载、邮件收发时遭受恶意代码攻击的安全风险，需要通过部署边界设备权限控制和恶意代码防范技术手段解决。

2.针对用户账号权限设置不合理、账号暴力破解等安全风险，需要通过账号管理、身份鉴别、访问控制等技术手段解决。

3.针对操作用户对系统错误配置或更改而引起的安全风险，需要通过安全配置核查、终端安全管控等技术手段解决。

4.针对设备系统自身安全漏洞而引起被攻击利用的安全风险，需要通过漏洞扫描技术、安全加固服务等手段解决。

5.针对通过恶意代码或木马程序对主机、网络设备或应用系统进行攻击的安全风险，需要通过恶意代码防护、入侵检测、身份鉴别、访问控制、安全审计等技术手段解决。

6.通过部署网络审计、用户行为审计等审计设备对用户所有操作进行审计，审计应包括网络边界、重要网络节点等。

（四）计算环境的安全需求

计算环境安全涉及业务应用系统及重要数据处理、存储的安全问题。具体安全需求如下：

1.针对利用各种工具获取应用系统身份鉴别数据，进行分析获得鉴别内容，从而未授权访问、使用应用软件、文件和数据的安全风险，需要采用两种或两种以上鉴别方式的，可通过应用系统开发或第三方辅助系统来保证对应用系统登录鉴别安全。

2.针对应用系统缺陷、接口设计等导致被恶意攻击利用、数据丢失或运行中断而影响服务连续性的安全风险，需要通过对产品采购、自行软件开发、外包软件和测试验收进行流程管理，同时保证应用软件具备自我容错能力。

3.针对应用系统过度使用内存、CPU等系统资源，需要对应用软件进行实时的监控管理，同时对系统资源进行管控来解决。

4.针对由于应用系统存储数据而引发的数据损毁、丢失等数据安全问题，需要通过本地数据备份和异地容灾备份等手段来解决。

5.针对通过伪造信息进行应用系统数据的窃取风险，需要加强网络边界完整性检查，加强对网络设备进行防护、对访问网络的用户身份进行鉴别，加强数据保密性来解决。

（五）安全管理中心需求

安全管理中心能够对网络设备、网络链路、主机系统资源和运行状态进行监测和管理，实现网络链路、服务器、路由交换设备、业务应用系统的监控与配置。

安全管理平台对安全设备、网络设备和服务器等系统的运行状况、安全事件、安全策略进行集中监测采集、日志范式化和过滤归并处理，来实现对网络中各类安全事件的识别、关联分析和预警通报。

1.针对内部管理员的违规操作行为，需要采取身份鉴别、安全审计等技术手段对其操作行为进行限定，并对其相关操作进行审计记录。

2.针对众多网络设备、安全设备、通信线路等基础设施环境不能有效、统一监测、分析，以及集中安全策略分发、恶意代码特征库、漏洞补丁升级等安全管理问题，需要通过集中安全管控和集中监测审计机制来解决。

3.针对应用系统过度使用服务器内存、CPU等系统资源的行为，需要对应用软件进行实时的监控管理，同时对系统资源进行管控来解决。

三、安全管理需求

（一）安全管理制度需求

安全策略和管理制度涉及安全方针、总体安全策略、安全管理制度、审批流程管理和安全检查管理等方面。其安全需求如下：

1.需要制定信息安全工作的总体方针、政策性文件和安全策略等，说明机构安全工作的总体目标、范围、方针、原则、责任等；

2.需要建立安全管理制度，对管理活动进行制度化管理，并发布制度；

3.需要对安全管理制度进行评审和修订，不断完善、健全安全制度；

4.需要建立相应的审批部门，进行相关工作的审批和授权；

5.需要建立协调机制，就信息安全相关的业务进行协调处理；

6.需要建立审核和检查部门，安全人员定期进行全面的安全检查；

7.需要建立恰当的联络渠道，进行沟通和合作，进行事件的有效处理；

8.需要建立审核和检查的制度，对安全策略的正确性和安全措施的合理性进行审核和检查；

9.需要建立备案管理制度，对系统的定级进行备案；

10.需要建立产品采购，系统测试和验收制度，确保安全产品的可信度和产品质量。

（二）安全管理机构需求

安全管理机构涉及安全部门设置、人员岗位设置、人员安全管理等方面。其安全需求如下：

1.需要建立专门安全职能部门，设置安全管理岗位，配备安全管理人员、网络管理人员、系统管理人员；

2.需要对人员的录用进行必要的管理，确保人员录用的安全；

3.需要对人员离岗进行有效的管理，确保人员离岗不会带来安全问题；

4.需要对人员考核进行严格的管理，提高人员安全技能和安全意识；

5.需要对人员进行安全意识的教育和培训，提高人员的安全意识；

6.需要对第三方人员进行严格控制，确保第三方人员访问的安全。

（三）安全人员管理需求

安全人员管理需求，涉及人员的岗位设置、职责分工、人员管理等方面，其安全需求如下：

1.需要对人员录用进行必要的管理，确保人员录用的安全；

2.需要对人员离岗进行有效的管理，确保人员离岗不会带来安全问题；

3.需要对人员考核进行严格的管理，提高人员安全技能和安全意识；

4.需要对人员进行安全意识的教育和培训，提高人员的安全意识；

5.需要对外部人员进行严格控制，确保外部人员访问受控区域或接入网络时可控可管，并签署保密协议。

（四）安全建设管理需求

安全建设管理涉及定级备案管理、安全方案设计、产品采购和使用、软件开发管理、安全集成建设、测试验收交付、等级测评以及服务商选择等方面。其安全需求如下：

1.需要建立备案管理制度，对系统的定级进行备案；

2.需要具有总体安全方案设计、方案评审的流程和管理能力；

3.产品采购符合国家有关规定，密码算法和密钥的使用须符合国家密码管理的规定；

4.需要有专人对工程实施过程进行管理，依据工程实施方案确保安全功能的落地，实施过程需要有第三方工程监理来共同控制实施质量；

5.需要制定软件开发的相关制度和代码编写规范，并对源代码的安全性进行检测；

6.需要建立产品采购，系统测试和验收制度，确保安全产品的可信度和产品质量；

7.需要与符合国家有关规定的服务供应商签订协议；

8.需要定期组织开展等级测评并及时整改；

9.需要在工程实施过程中做好文档管理工作，并在系统交付时提供完整的资料交付清单，对运维人员进行技能培训。

（五）安全运维管理需求

安全运维管理涉及机房运行管理、资产管理、系统安全运行维护管理等方面。其安全需求如下：

1.需要保证机房具有良好的运行环境；

2.需要对信息资产进行分类标识、分级管理；

3.需要对各种软硬件设备的选型、采购、使用和保管等过程进行控制；

4.需要各种网络设备、服务器正确使用和维护；

5.需要对网络、操作系统、数据库系统和应用系统进行安全管理；

6.需要定期地对通信线路进行检查和维护；

7.需要硬件设备、存储介质存放环境安全，对其使用进行控制和保护；

8.需要对支撑设施、硬件设备、存储介质进行日常维护和管理；

9.需要对系统使用手册、维护指南等工具文档进行管理；

10.需要在事件发生后能采取积极、有效的应急策略和措施；

11.制定系统安全运维管理制度，指导系统日常安全运维管理、应急响应管理和外包运维管理活动。

第五章　智慧急救信息平台设计

第一节　建设目标和原则

一、建设目标

建立起与院前急救事业发展相适应的，满足城市功能定位、建设需要和区域化协同发展的智慧急救信息平台，通过大数据、人工智能、5G、区块链等信息技术在院前急救服务和监管中的应用，实现高效准确的指挥调度、及时优质的院前医疗服务、全面迅速的应急处置和医疗保障、智慧科学的业务监管和决策支持，以信息化建设全面引领全市院前急救事业发展，为释放卫生健康事业改革红利、提高人民群众健康水平提供新思路、新方法、新路径、新工具。

二、建设原则

（一）坚持需求为导向

改变原有信息部门为主导的信息化建设方式，以院前急救服务和管理的实际需求为导向，引导急救人员、管理人员参与到信息化规划和系统建设工作中，深挖一线医务人员的实际需求，以需求为导向，指导信息系统规划和建设。

（二）坚持生命为根本

院前急救信息化建设要始终坚持保障人民群众生命安全为第一要务，要始终以救命为根本任务，以硬件集成化、操作便利化、系统智能化等手段，让急救人员将精力全部投入抢救病人中去，减少因信息化而带来的其他"副作用"。

（三）坚持服务为目的

院前急救信息化建设要以提升服务水平、真正解决院前急救工作中的实际问题为目的，任何信息系统的建设都要围绕服务群众、服务患者、服务急救人员这一主线，充分发挥信息系统的作用，严防"为建而建"。

（四）坚持创新为动力

充分发挥大数据、人工智能、5G通信、区块链等新技术在院前急救信息化中的带动作用，以新技术激发新需求、以新需求谋求新发展，创新是一切新事物发展的重要手段，是今后很长一段时期促进院前急救信息化发展的内生动力。

（五）坚持安全为底线

随着大数据等新技术的广泛应用，院前急救信息开放共享势在必行，这将带来前所未有的信息安全风险。严守信息安全底线，防范出现系统性风险，避免各类数据泄露所带来的安全风险，是院前急救信息化建设必须坚守的底线。

第二节 架构设计

一、总体架构

智慧急救信息平台由基础层、数据层、支撑层、应用层、展现层、用户层以及标准规范体系和信息安全体系组成。基础层包括机房、软硬件、网络等基础设施；数据层包括基础信息、业务信息、用于统计分析决策支持的汇总信息和工具；支撑层主要为应用系统提供信息交换、数据整合等辅助工具；应用层主要面向急救人员开展各项急救业务提供信息化支持；展现层面向公众、管理人员和决策者提供信息服务；用户层为平台的主要用户，包括个人用户和机构用户。

二、基础设施架构

（一）机房

急救中心机房物理条件（温度、电源、地板、防火系统）达到国家相关标准要求，并在异地建立灾备中心。急救中心机房和灾备中心的数据通过光纤专网交换，实时互备。双机房均要做到三级等保，保证服务器安全，防御恶意攻击。各区属分中心机房建设应满足业务和监管需要，符合国家相关标准要求及信息安全防护标准。

（二）硬件

系统涉及的部分服务器、网络等硬件设备。每个核心子系统计划做到双机冗余，根据系统实际使用情况，机房内的数据库服务器、CTI服务器、应用服务器、录音服务器、WEB服务器和通信服务器根据建设情况使用双机热备的备份方案进行部署，提高系统的冗余率和实时稳定性。

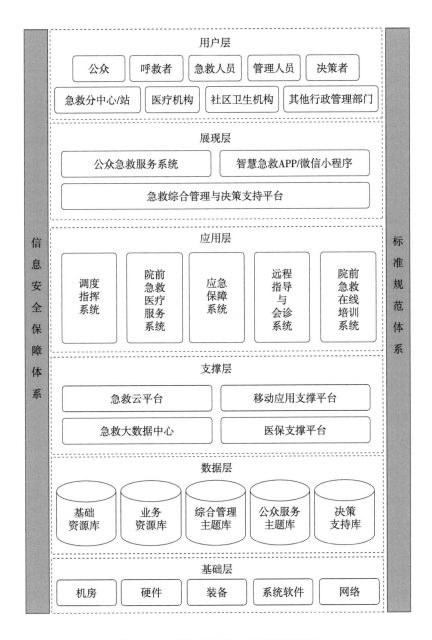

图5-1　智慧急救信息平台总体架构图

（三）装备

主要包括各类救护车、指挥车、应急通讯车，救护车车载担架、通讯设备、医疗设备及随车应用的器械耗材等。

（四）系统软件

主要包括各类服务器、PC、终端设备的操作系统、数据库管理系统、各类办公软件、数据中间件、消息中间件、安全防护软件等。系统软件按照国家有关要求严格落实正版化工作。

（五）网络

主要包括政务外网、专网、前置机+VPN、5G网络和电信运营商网络。政务外网主要连接卫生健康委和其他政府部门，专网主要连接急救中心和急救分中心、120调度中心。通过利用政务云或搭建急救云平台，运用5G网络连接救护车和急救人员，使用前置机、VPN连接医疗机构，通过三大电信运营商网络连接120调度中心。智慧急救信息平台网络架构如图5-2所示。

三、数据架构

智慧急救信息平台数据架构如图5-3所示，包括人员、车辆、设备等基础数据，各业务信息系统产生的业务数据，在此基础上经过整合的管理和服务数据，决策支持所需的工具，以及属地卫生健康行政部门、各医疗机构以及公安、交通、医保、气象等部门通过政务云或急救云平台传输的外部数据等。

（一）基础资源库

用于存储开展急救业务和管理所需的基础资源信息，包括急救人员信息、救护车信息、急救设备信息、急救物资信息、急救站信息、洗消站信息、医疗机构信息、地理信息、培训资料等。

（二）业务资源库

用于存储开展急救业务所需的业务信息及信息系统产生的业务数据，按业务域可分为调度指挥信息、院前急救医疗信息、突发事件应急信息、重大

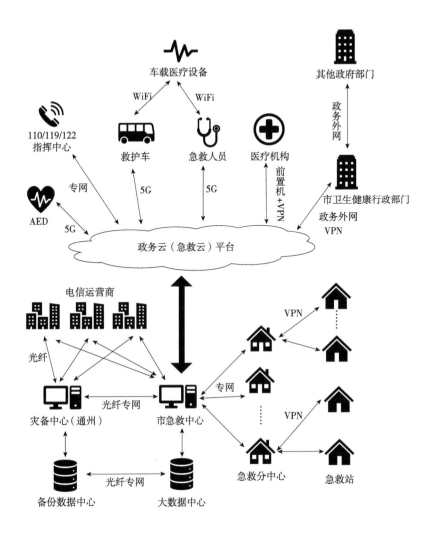

图5-2 智慧急救信息平台网络架构图

活动保障信息和培训信息。具体包括派车信息、患者信息、车辆行驶记录、导航信息、车辆状态信息、急救电子病历、医嘱记录、护理记录、药品器械使用记录、收费记录、医保核算记录、车载医疗设备数据、突发事件记录、突发事件分级记录、突发事件预案、突发事件物资调配记录、突发事件应急处置记录、突发事件报告、重大活动保障预案、重大活动保障方案、重大活动现场视频资料、培训课程信息、培训报名表、培训资料、考试信息、电子

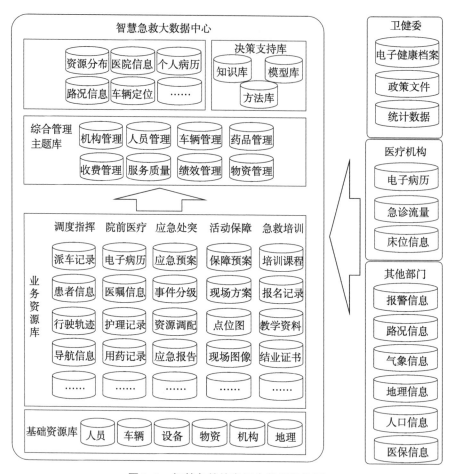

图5-3　智慧急救信息平台数据架构图

结业证书信息、急救记录仪数据、车辆摄像头数据等。

（三）综合管理主题库

用于存储开展业务监管和决策支持所需的信息，按一定的主题经由业务资源整合汇总形成统计信息，降低开展统计分析、回顾分析、生成报表等操作对业务系统性能的影响，减少对原始业务数据的访问次数。分析主题包括人员管理、药品管理、车辆管理、车载医疗设备管理、财务管理、固定资产管理、电子病历质量管理、人员绩效管理等。

（四）公众服务主题库

用于存储开展公众服务所需的信息，包括急救资源分布信息、医疗机构急诊基本信息、医疗机构急诊繁忙度数据、路况信息、救护车定位信息、个人急救电子病历、急救知识等。

（五）决策支持库

用于存储开展决策支持所需的必要组件，包括各类急救知识库、临床知识库、管理知识库、通用模型库、专业模型库、方法库等。

（六）其他信息系统的数据资源

根据院前急救服务和管理的需要，院前急救信息平台需要通过卫健委获取政策文件、统计数据以及社区卫生服务机构存储的居民电子健康档案信息，通过医院信息系统获取患者电子病历以及急诊科出诊信息、床位使用信息、排队情况、繁忙度等信息，通过其他委办局信息系统获取110、119、122报警信息、交通路况信息、高精度地理信息、人口分布信息、气象预报及灾害信息、医保报销目录及政策信息等。

四、应用系统架构

智慧急救信息平台应用系统的建设以提升院前急救服务、管理效率和质量，提高呼叫满足率、救治成功率为目标，在进一步完善覆盖指挥调度、院前急救医疗服务、电子病历、突发事件应急处置、重大活动医疗保障、远程医疗、急救培训等各业务领域信息系统，有效提升院前急救信息化业务应用水平的基础上，实现急救综合管理和决策应用，对急救机构、人员、物资、装备、服务质量进行科学、精细化管理。在整合各类业务和管理资源的基础上通过门户网站、手机APP、微信小程序等途径为公众提供数字化的院前急救信息服务。应用系统架构详见图5-4。

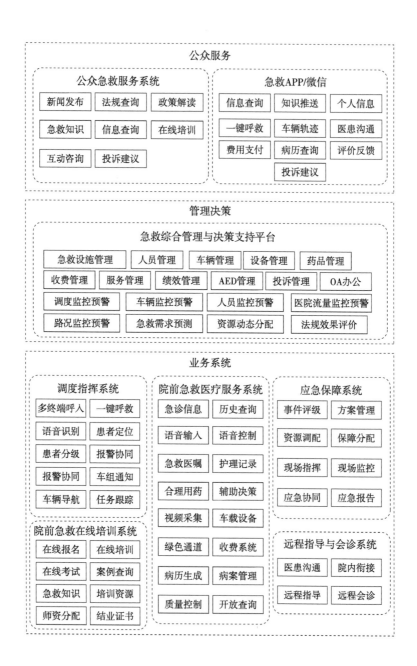

图5-4　智慧急救信息平台应用系统架构图

第三节 应用系统设计

一、指挥调度系统

（一）多终端呼入子系统

实现固定电话、移动电话、PC端网站、手机端网站、微信公众号、手机APP、微信小程序、一键呼救按钮等多终端纳入120急救系统。

（二）公共场所一键呼救子系统

在人员密集、人流量大的商业场所和公园，有条件的学校、幼儿园、写字楼、养老院等重点场所设置一键呼救装置，并具备实时画面语音传送、心率血氧检测等功能。针对独居老人、高龄老人、慢性病患者等重点人群，在家中设置家用急救一体机，具备日常健康监测、一键呼救、AED等功能。

（三）语音辅助识别子系统

基于自然语言处理等技术，在实时记录120呼入电话语音信息的基础上，实现语音到文字的自动识别和转化，并通过预置模板自动填写电话记录单。同时，探索基于人工智能的自动语音系统，大幅提高120电话接听效率。

（四）患者定位子系统

基于北斗卫星导航系统、地理信息系统等技术手段，实时获取120电话呼入端的地理位置信息，并生成详细的位置信息。针对固定电话，可通过电信运营商获取详细安装地址。在有条件的、结构复杂、人流量大的公共场所，探索建立基于5G、蓝牙、Wi-Fi等技术的室内定位导航系统，获取急救患者更为准确的室内定位。

（五）患者分级子系统

通过患者身份证号码等识别信息，获取患者电子健康档案，读取患者基本信息、既往病史、就诊史、过敏史等内容，基于人工智能和大数据分析技术，结合各临床专科知识库，建设院前急救智能分级系统，通过填写内置模板的关键信息，结合获取到的患者电子健康档案和历史就诊的电子病历等记录，自动给予急救分级。

（六）110、119、122协同子系统

通过急救云平台与110、119、122等调度中心实现报警信息共享和业务协同，根据急救患者现场的实际情况，按照公安、消防、交通分类呼叫三警，做到与110、119、122三警系统有效融合。

（七）自动调派子系统

实时获取全市救护车、人员位置和状态信息，根据患者位置、患者病情、急救分级、医疗机构急诊科人流量等综合信息，依照就近、快速、适用原则，给出自动调度建议。

（八）车组通知子系统

调派信息确认后，系统向车组全体成员发送短信、自动语音通话等形式的出车提醒，有条件的地区可试点急救人员智能手环等设备，用来接收出车提醒。

（九）车辆导航子系统

利用北斗导航系统和高精度地理信息系统，在实现救护车实时定位的基础上，利用内置智能导航算法选择最优路线，结合实时路况信息、患者实时位置等信息，对行车路线进行动态调整。

（十）任务跟踪子系统

通过北斗导航系统，实时记录救护车位置，形成完整的行驶轨迹图。同时，采用经纬度定位及电子围栏技术，自动变更救护车状态，或通过声光等提醒司机及时更改状态。

二、院前急救医疗服务系统

（一）医院急诊信息查询子系统

通过急救云平台实时获取救护车辆附近及拟前往医疗机构急诊科医生出诊情况、排队情况、预计等候时间、拥挤度、床位使用等信息，并可通过可视化方式在车载大屏中展现。

（二）电子病历 / 电子健康档案查询子系统

利用患者身份证号等识别信息，实时获取患者电子健康档案、医疗机构电子病历等医疗记录信息，可向急救电子病历系统自动同步患者基本信息、既往病史、就诊史、过敏史等内容。

（三）语音输入子系统

采用自然语言处理技术，通过高识别率的语音采集设备，通过急救人员手持终端、救护车内话筒等设备，实现语音录制、转换文字等功能，辅助医护人员完成院前急救电子病历的需求。

（四）语音控制子系统

采用语义推导、语义匹配、对话理解等技术，通过预置的应用场景词典，实现语音控制车内设备，可实现对车辆自身的空调、车窗、导航、座椅调节等控制，也可实现对车载医疗设备的操作，包括开关机、读数等。

（五）急救医嘱子系统

完成对患者的基本信息、初步诊断、治疗方案、用药处方和医疗医嘱、病程记录、会诊、入院记录等全部院前急救医疗过程的计算机处理，存储和查询，实现急救医嘱全流程信息化处理。

（六）护理记录子系统

记录急救护理人员对病人问诊、检查、化验、检查及护理等各类临床活动，并整理、归纳、分析所获得的相关资料后形成相应的护理记录。

（七）合理用药子系统

根据急救用药的工作特点和实际情况，实现医嘱自动审查和医药信息在线查询，及时发现潜在的不合理用药问题，帮助医护人员在用药过程中及时有效地掌握和利用医药知识，预防药物不良事件的发生。

（八）临床决策支持子系统

在车载急救医生工作站中构建临床决策支持系统，一方面可以根据患者基本信息、既往病史、生命体征等临床信息给出辅助诊断、处置、用药建议；另一方面提供各类临床专科知识查询和推送，为应急处置提供更为专业化的建议。

（九）视频采集子系统

利用5G通信技术，通过急救记录仪、车内外监控摄像头等设备，实现救护车内、外实时视频、语音采集、储存等功能。确保采集到的视频的完整性和准确性。

（十）车载医疗设备管理子系统

实现车载医疗设备通过蓝牙或Wi-Fi的形式接入急救云平台，实时获取车载医疗设备（如供氧/呼吸设备、诊断设备、循环设备、绷带包扎和护理设备等）的当前状态、数据等信息，并可直接将设备数据同步至急救电子病历。

（十一）绿色通道子系统

依靠院前院内急救医疗信息衔接系统，通过与试点医疗机构构建急救绿色通道，自动根据患者症状、诊断等信息匹配对应的绿色通道程序，并与医院信息系统协同启动绿色通道，为危重症患者提供快捷高效的服务。

（十二）收费子系统

向患者提供支付宝、微信、银联云闪付等多种现场支付途径；对于医保患者，在核实医保身份和医保卡号后，可调用医保接口进行实时结算。同时，通过车载设备打印收费二维码，指导患者在一定时间内自助缴费，缓解现场催缴带来的医患矛盾。

（十三）电子病历生成子系统

根据院前急救医疗特点，结合医院急诊电子病历，制定院前急救电子病历基础模板。系统支持将结构化的患者信息、医疗设备数据等自动同步至电子病历中，对非结构化的诊断、医嘱、处方等内容，提供辅助书写工具。

（十四）病案管理子系统

为急救医护人员提供集病历封存、解封，ICD 编码管理、病案管理、病历借阅管理、医疗统计于一体的病案管理工作平台，可按病因、按急救类别、按医生实时查看病历书写情况。

（十五）病历质量控制子系统

通过预设的电子病历模板、电子病历数据标准、数据元标准等，自动对医务人员提交的电子病历进行数据校验，提示错误项、空项等。同时，面向质量控制管理人员提供电子病历人工审核、抽检、多维度组合查询、统计等功能。

（十六）电子病历开放查询子系统

对患者本人、经过授权的医疗机构和个人、政府部门提供急救电子病历查询服务。在法律框架内可向科研机构开放经脱敏后的急救电子病历或汇总数据用于科学研究使用。

三、应急保障系统

（一）突发事件评级子系统

综合突发事件的类型、地点、人数、影响范围等因素，结合气象条件、人口密度、交通环境等其他客观因素，构建突发事件评级模型，对突发事件实现自动评级建议。此外，可尝试与110、119、122调度平台联动获取突发事件报警记录，直接进行事件评级。

（二）应急保障预案管理子系统

针对自然灾害、事故灾难、公共卫生事件、社会安全事件等不同类型的突发事件，分级制定应急预案，并通过系统实现根据范围、人数、地点等因素对应急预案进行动态调整。针对重大会议、体育赛事、商业活动等分类制定保障方案，并内置区域内主要会场、体育场、赛道、广场、公园等内部结构图等基础信息，提供按类型、按地点、按规模、按保障级别等多维度查询功能。

（三）急救资源应急调配子系统

根据突发事件应急预案调整结果，结合当前全市急救人员、救护车、急救设备、急救物资等的实时分布情况，根据一定的应急调派原则，自动形成急救资源调配方案，并联动调度指挥系统向各救护车组发出通知。

（四）保障力量分配子系统

根据给定的活动类型、规模、人员要求等信息，自动匹配相对应的保障方案。按人数、技术等级要求、政治面貌、外语水平、健康状况等信息，自动筛选保障人员；按位置、规模、活动场所地形等信息，自动筛选保障车辆和装备，并形成点位图。

（五）现场指挥处置子系统

利用救护车外部摄像头、急救记录仪、无人机、自走机器人等设备对现场情况进行采集，实时传输至应急指挥部、指挥车。指挥人员可根据事件发展情况，动态调整核心参数，系统可对应急预案、急救资源等既定方案提出修正建议。

（六）现场监控子系统

利用救护车外部摄像头、活动场所监控设备、急救记录仪、无人机、自走机器人等设备实时获取活动现场图像，实现120调度中心、指挥车、救护车、急救人员之间实时音视频通话。应用人工智能图像识别技术，对人员意外跌倒、踩踏、火灾、自然灾害等突发情况进行自动报警。

（七）应急协同子系统

通过与110、119、122等调度平台建立协同机制，获取其他报警平台信息，当突发公共安全事件发生时，可自动对突发事件进行评级，匹配应急处置预案，形成急救资源调配方案，并联动120调度中心、医疗机构等协同实施应急处置。

（八）突发事件信息报告子系统

汇总系统内突发事件基本情况、应急预案、应急资源调配及使用情况、患者急救电子病历等信息，通过院前院内衔接系统获取患者入院后的治疗转归情况，经过预设的报告处理模板，自动生成突发事件报告。

四、远程指导与会诊系统

（一）医患沟通子系统

构建急救医生和呼救者的视频沟通途径，急救医生可以通过车载终端设备与呼救者的手机进行视频通话，一方面询问患者基本信息和病情，提前填写患者电子病历的基本信息；一方面指导家属或患者现场进行处置。

（二）远程指导子系统

在120调度中心设医学指导岗，聘请高年资急救医生担任远程指导专家，通过5G技术实时获取救护车外部、内部摄像头图像，以及心电监护仪等车载设备数据、患者基本信息、急救电子病历等数据，对急救医生的救治操作进行远程指导。

（三）远程会诊子系统

与医疗机构急诊科、专科建立远程会诊系统，对于疑难重症患者或突发事件、群体事件等重大事件时，可启动远程会诊，由医疗机构专科医生根据现场实时图像、患者信息、设备数据等，结合患者电子病历、电子健康档案信息，对现场急救医生救治工作提供专业化建议和指导。

（四）院前院内衔接子系统

建立救护车与医疗机构急诊科的远程协作渠道，救护车通过车载终端设备可查看医疗机构急诊科繁忙程度、救治能力等信息，急诊科看查看急救患者基本情况、生命体征数据、电子病历、视频图像、救护车位置等信息，并可通过5G网络与救护车实时视频通话。此外，在有条件的医疗机构试点电子患者交接单、患者院内治疗转归反馈、院前院内合并计费等。

五、院前急救在线培训系统

（一）在线报名子系统

提供各类培训详细内容、课程介绍、师资力量介绍等，提供网页、APP、微信、电话、现场等多种报名方式，实现在线填写报名表、在线打印学员证、在线缴费、在线申请电子发票等功能。

（二）在线培训子系统

用于开展各类线上培训，包括文字、图片、音频、视频等形式的电子课件，同时可以在线直播的形式开展课程培训。此外，提供各类课件、课程录像等教学资源的在线重播功能。

（三）在线考试子系统

面向各类培训学员进行在线考试，对于理论知识考试可直接采用在线答题、语音问答等形式，对于实际操作的考试可采用线上线下相结合的形式，对于可以线上考试的内容可采用视频形式进行，对于确需线下考试的可提供考场预约、准考证打印等功能。

（四）急救案例查询子系统

面向急救专业人员提供急救经典案例查询功能，对经过行业专家筛选，具有一定代表性、针对性、普遍性的急救案例，经数据脱敏处理后，按病种、症状、用药、检查、治疗手段等维度进行分类，提供多条件复合检索功能。

（五）急救知识库子系统

通过广泛收集急救相关教科书、学术专著、期刊论文、诊疗规范、临床指南、电子病历、专家经验等权威知识，构建急救基础、急救物资、急救药品、急救设备、急救诊断、急救方法等知识库，提供多维度知识查询功能。

（六）培训资源管理子系统

实现对各类急救培训资源的集中管理，对文字、图片、音频、视频等形式的急救资源进行元数据标引，包括标题、形式、知识点、难度、适用人群、适用场景、所属课程等属性，并提供多种方式导入、批量转化、批量处理等功能。

（七）培训师资分配子系统

实现对专职、兼职、外聘培训教师的统一管理，根据课程安排、教室使用情况、教师排班情况、教师特长等信息，动态分配教师、教室和课程。

（八）电子结业证书管理子系统

对部分培训课程实施电子结业证书，考核合格后根据报名信息、培训信息、考核成绩等信息，自动生成电子结业证书，并通过电子签名等技术手段确保电子结业证书真实有效、不可篡改。

六、公众急救服务系统

（一）信息发布子系统

1.新闻发布

面向公众发布急救相关新闻报道、重要会议、急救中心工作动态、学术活动、招聘启事等信息，定期发布院前急救运行主要数据、日报、周报、月报等。

2.法规查询

面向公众提供院前急救相关法律、法规、规章、规范性文件、标准等查询功能，并提供按文件类型、按关键字、按时间、按主题等多维度高级检索功能。

3.政策解读

对最新发布或社会关切强烈的政策文件，邀请政府官员、专家学者等发布政策解读，为便于非卫生健康行业的公众理解，可采用文字、视频、图表、动画等多种形式。

4.急救知识

面向公众定期发布急救基础知识、常见疾病症状及应对方法、常见外伤处置方法、家庭常备急救物资使用方法等，并提供按症状、按病种等的查询。

5.培训信息

面向公众开展在线急救知识和技能培训，包括各类培训课程介绍、在线报名、在线授课、在线考试等功能。同时提供各类电子结业证书的查询。

6.互动咨询

为公众提供急救政策、急救知识、收费标准、服务规范、服务质量等的咨询交流平台，定期选取有代表性的问题和答复进行公示。

（二）信息查询子系统

面向公众提供急救分中心、急救站位置及联系方式，急救服务项目及收费标准，救护车、急救人员真实性验证，急救电子发票验证等信息查询和验证服务。

（三）个人急救业务子系统

1.个人信息预填

用户可自行填写姓名、性别、年龄、身份证号、工作单位、身高、体重、血型、疾病史、服药史、过敏史、紧急联系人、医保类型、医保卡号等基础信息，并将信息与手机号绑定，当该手机号拨打120或采用APP叫车时，调度指挥系统可自动获取个人信息。同时，基于上述信息生成电子医疗急救卡（二维码），以便急救人员及时了解患者信息。

2.一键呼救

为呼救者提供呼叫救护车功能，可填写呼救人症状、临床表现、体温等信息，为他人叫车时需填写救助人基本信息，紧急情况下可直接发送语音呼救请求。

3.车辆轨迹

呼救信息经调度指挥系统确认并指派救护车组执行任务后，呼救者可收到相关提示，并可在地图中查看救护车实时位置、预计行驶轨迹、预计到达时间。同时，报警人可通过拍照、语音、共享实时位置等方式向救护车司机发送更为具体的地理位置及标志性建筑等。

4.医患沟通

呼救信息经指挥调度系统确认并指派救护车组执行任务后，呼救者可通过视频通话、语音通话、文字等多种方式与急救医生进行沟通，通报病人详细情况，传送实时画面，根据医生指导进行一定的现场处置。

5.费用支付

急救服务完成后，用户在APP、小程序中收到费用清单，用户可在一定时间内通过多种支付平台自行支付。医保参保人员可在填写医保卡号并进行人脸识别认证后，进行在线医保结算报销，仅需支付自付部分即可。用户支付完成后，可在线申请急救电子发票，对于有纸质发票需求的用户可提交申请，由急救中心统一开具后快递至用户手中。对逾期未交费人员，系统将发送催缴通知，仍未按时间缴费的可按日计收滞纳金，对于恶意欠费达到一定金额的，可将相关记录写入央行征信系统个人信用记录。

6.评价反馈

急救服务完成后，用户可以对本次服务整体满意度进行评价，同时可以对调度员、急救医生、护士、司机、担架员等个人进行服务满意度评价。

7.病历查询

面向公众提供个人急救电子病历查询服务，用户在通过实名认证并进行人脸识别后，可以查看本人历次急救电子病历详细信息。对于已接入急救云平台并开放电子病历获取的医疗机构，用户可直接查看医疗机构急诊病历。

8.知识服务

根据用户的个人信息、急救史、疾病史、检索历史、阅读历史等信息，提供有针对性、个性化的急救知识推送服务，并可由用户个人定制推送内容及频次。

（四）投诉建议子系统

为公众提供针对急救服务时效性、服务质量、规范性、收费等方面的投诉平台，并收集公众对于急救政策、急救服务等的意见和建议。

七、急救综合管理与决策支持平台

（一）急救设施管理子系统

实现对直属分中心、区属分中心、网络急救站点的日常运行管理，可视化展现各急救站点日常工作开展情况，包括人员在岗情况、车辆在岗情况、工作量统计等。各急救分中心、急救站亦可通过系统对本单位日常运行进行管理。实现对各洗消站日常运行管理，可以实时查看洗消站内消毒工作的监控图像，对各洗消站排队情况、洗消记录等进行统计。同时，洗消站可通过救护车牌号等信息获取救护车基本信息、车厢容量、执行任务情况等，对个性化采取洗消方案提供参考。

（二）急救人员管理子系统

实现对全市急救人员的分类动态管理，包括急救医生、护士、救护车司机、担架员、调度员、管理人员等。通过建立规范化的电子人事档案，实现人员基本信息、政治面貌、民族、专业技术职称、外语水平、教育经历、工作经历、奖惩记录、健康状况、患者满意度等信息统一管理、分类查看、按条件汇总等。

（三）救护车辆管理子系统

实现对全市各类救护车的分类动态管理，实现车辆基本信息、使用年限、车载设备、行驶里程、历史行驶轨迹、发动机怠速时长、出车记录、维修记录、保养记录、停车记录、加油记录、违章记录、危险驾驶行为记录、行车记录仪数据等车辆信息的多维度查询和统计。

（四）急救设备管理子系统

通过建立全市统一的急救设备台账，实现对全市各类急救设备的动态管理，实现呼吸机、心电监护仪、除颤仪、B超、担架车、爬楼车等的基本信息、所属站点、使用年限、使用记录、检修记录、校准记录、维护记录等信息的查询和统计。同时，通过设备上粘贴定位芯片，实时获取设备位置信息。

（五）急救药械管理子系统

实现对全市各急救分中心、急救站、车组中急救药品、医疗器械、医用耗材等的动态管理，包括库存信息、采购信息、入库信息、出库信息、使用记录等。同时，联动院前急救综合服务系统等相关业务系统，对临期未使用药物进行提醒。

（六）收费管理子系统

实现对全市院前急救服务、患者转运服务、航空救援服务、医疗保障服务等收费的统一管理，包括收费汇总统计，按会计科目、按站点、按车组、按服务项目、按时间区间、按地区等多维度查询和统计。同时，提供急救电子发票管理，包括开具发票、发票验证、明细查询、发票作废等功能。

（七）服务质量管理子系统

通过跟踪急救患者入院后的治疗和转归等情况，动态计算急救成功率，并采用多种方式收集医疗机构、公共卫生机构、患者等对于院前急救服务的满意度，对院前急救服务质量进行全流程监督。

（八）绩效管理子系统

面向全市各级各类急救机构、急救人员，通过信息系统动态获取工作量、工作质量、工作效率、工作效果、患者满意度等多维度信息，通过一定的绩效考核评分标准，对急救机构和人员进行综合考核。

（九）自动体外除颤器（AED）管理子系统

实现全市自动体外除颤器（AED）设备动态管理，对部署于交通场站、商场、公园、影剧院、体育场馆等公共场所AED设备的当前状态和使用情况进行实时监控，确保所有设备完好可用。同时，对有条件的场所AED设备处加装视频通话设备，急救人员可通过视频远程指导现场人员正确使用AED设备。

（十）投诉管理子系统

实现对全市急救服务投诉的统一管理，汇总门户网站、APP、微信、电话、12345等渠道的投诉信息，建立投诉工作单，对投诉的受理、分发、处理、反馈全流程进行监管，并可对历史投诉信息进行分类查询和统计分析。

（十一）OA办公系统

实现市急救中心、急救分中心、急救站日常无纸化办公，包括公文流转、财务管理、会议管理、档案管理、合同管理、项目管理、科研管理、办公用品管理、日常报表、值班排班、即时消息等功能。

（十二）调度监控与预警子系统

对全市调度指挥情况进行监控，采用图形图表形式对各终端120呼入量、处理量、派车情况、出车时间、呼叫满足率等进行实时展示，并对呼叫量、呼叫满足率、出车时间等核心指标的短期剧烈变化或达到一定条件时，给予预警提示。

（十三）救护车辆运行监控与预警子系统

对全市救护车运行情况进行监控，包括车辆状态、车辆位置、行驶状态、车速等信息进行实时采集和可视化展示，对出现明显偏离预定行驶路线、未及时变更状态、车辆故障、发生交通事故、车速与路况不匹配、严重超速、疲劳驾驶等异常状态的车辆进行预警提示。

（十四）急救人员状态监控与预警子系统

对全市急救人员工作状态进行监控，包括急救人员出车次数、工作时长、工作质量、患者满意度等信息进行实时采集，并通过可穿戴设备等手段采集急救人员的疲劳状态、健康状况等信息，利用人员综合评价模型对急救人员工作状态进行评估，对于过度疲劳、突发疾病、精神不佳的急救人员进行预警提示。此外，相关数据可同步至指挥调度系统，优先派遣出车次数少、工作时间少、疲劳度低的急救人员。

（十五）医院急诊流量监控与预警子系统

对已接入急救云平台的医疗机构急诊科运行情况进行监控，实时获取各医院急诊科出诊信息、床位信息、抢救室使用情况、排队情况等，通过算法进行急诊科繁忙度计算，对繁忙度高、明显不具备接诊条件的医院进行预警，避免调度系统推荐至该医院。

（十六）道路情况监控与预警子系统

实时获取110、119、112调度平台、第三方地图软件等的路况信息、交通拥堵信息、交通管制信息、交通事故信息等，对严重拥堵、事故、管制等路段进行预警提示。同时，通过一定的算法和历史数据支持，对特定道路未来一段时间交通流量进行预测，为导航系统精确计算预计到达时间提供数据支撑。

（十七）急救需求预测子系统

对急救历史数据进行挖掘，寻找急救呼叫量与季节、气候、地理环境、社会活动等的关联关系，研究急救需求预测模型，通过获取气象部门的天气预报信息、气象灾害信息、气象预警信息，对未来一段时间急诊需求进行预测。同时，系统可按分中心、站管辖区域形成区域急诊需求预测，指导各单位做好急救力量预布置等工作。

（十八）资源动态分配子系统

通过综合急救历史数据、需求预测数据、电子健康档案、地理信息、人口信息等，建立急救资源动态分配模型，根据某一地区人口结构、健康状况、急救需求等，动态计算急救资源需求量，指导各急救分中心、站进行急救人员、车辆、设备、药品、耗材库存的动态调整，亦可指导急救站选址等。

（十九）法规效果评价子系统

通过从业务系统和管理系统中收集某一具体政策、标准、规范等实施前后的关键指标，通过一定的方法和模型，对政策实施效果进行客观评价。同时，可以在政策制定、实施前进行模拟计算，对实施效果进行一定的预测，为决策者科学决策提供参考。

第四节 支撑保障体系设计

一、支撑平台

（一）急救云平台

通过政务云平台，或单独搭建计算和数据存储处理兼顾的急救综合云计算平台，构建覆盖全市各级卫生健康行政管理部门、急救分中心及急救站、各级各类医疗机构急诊科、社区卫生服务机构、各类救护车、应急指挥车、急救设备、急救人员的急救云平台，实现机构、车辆、设备、人员的全互联。基于云平台，实现120急救中心与110、119、122等调度平台、医保部门、公安部门、交通部门、气象部门等外部系统的互联互通和信息共享。

（二）移动应用支撑平台

该平台是统一为兼顾多个终端操作系统、满足多种展现界面的移动应用开发与部署支撑环境，通过5G网络支撑各类移动调度指挥、移动院前医疗记录、移动应急突发处理、移动活动保障联络、移动急救培训授课等在开发相关应用时，可直接使用支撑平台提供的组件服务，如界面模板、展现模板、开发包等快速进行应用的开发与部署发布。

（三）急救大数据中心

急救大数据中心包括市急救中心的大数据中心和通州灾备中心的灾备数据中心，不仅负责急救业务系统日常运行，还要对急救相关数据进行收集、分析、处理和利用，由公众服务主题库、综合管理主题库、业务资源库和基础资源库组成。

（四）医保支撑平台

通过院前急救综合服务系统的收费系统打通急救收费系统、医院收费系统、医保结算系统、银联系统、第三方支付平台等信息系统，建立医保支撑平台，提供一站式急救付费，并实现医保实时结算报销。

二、信息安全保障体系

深入贯彻落实《中华人民共和国网络安全法》《中华人民共和国数据安全法》《信息安全等级保护管理办法》等法律法规要求，基于"管理与技术并重，统筹规划，突出重点"的原则，建立院前急救信息安全保障体系。

按照国家信息安全等级保护相关要求，开展信息安全保护等级测评。加强信息安全等级保护建设，切实完成重要信息系统的等保定级，其中市级各信息系统均须达到三级及以上等保要求。

建立信息安全事件报告以及惩处制度，对于重大信息安全事件，要严格惩处。落实信息安全审查要求，按照国家和市政府有关信息安全审查制度要求，加强对信息技术产品和信息技术服务提供者的安全管理，确保各项技术和产品安全、可控。并针对相关企业及产品建立"黑名单"，同时注重分析问题，防患于未然。

建设信息安全防护体系，调度指挥、应急处突、重大活动保障等关键业务系统及核心业务数据库采用"双活"方式，同时历史数据库进行异地灾备，确保系统运行安全和信息安全。

加强急救电子病历、视频资源、电子发票等在生成、采集、存储、共享和利用方面的安全，研究数字认证、数字签名、时间戳等技术在电子病历中的应用。完善涉及居民隐私的信息安全体系建设，实现信息共享与隐私保护同步发展。

三、标准规范体系

根据院前急救信息化发展现状及趋势，在充分遵循国家、行业、地方标准的前提下，建立院前急救信息化标准规范体系，包括基础类、数据类、技术类、管理类标准。

（一）基础类标准。基础类标准是指信息化建设中普遍遵循、带有全局性，涉及院前急救信息标准化的总体需求、顶层设计、理论和方法、术语标准、信息模型等，主要引用国家或行业颁布的标准。

（二）数据类标准。数据类标准指院前急救各类信息采集、表达、处理与传输过程涉及的相关标准，具体可包括数据源标准、分类与代码标准、数据集标准、共享文档标准等。除引用已发布的国家和行业标准外，尚需制定院前急救基本数据集、院前急救电子病历标准、院前急救大数据目录、基于急救云平台的数据交换标准、急救医疗设备数据交换标准等。

（三）技术类标准。技术类标准指院前急救各信息平台和系统建设涉及的相关标准。除引用已发布的国家和行业标准外，尚需制定各信息系统功能规范、技术规范等。

（四）管理类标准。管理类标准指标准的研制、执行过程，信息工程检查、验收设计的相关标准，如信息工程监理、标准化检测、系统功能评估等。管理类标准主要用于项目实施和维护。

第六章　智慧急救信息系统案例分析

第一节　高级调度在线生命支持系统

高级调度在线生命支持系统（advanced dispatch online life support system，ADLS），主要用于急救中心调度员在受理120电话流程中，在急救人员到达现场之前，为现场呼救者提供必要的自救或互救的急救措施和知识指导，尤其涉及心肺复苏、AED操作、海姆立克急救法等危急重要急救措施，以及危险急救现场第一时间的安全提醒等指导，通过"Follow me"（跟我做）的不间断在线指导的方式，弥补院前急救的"空窗期"，进一步提升院前急救的成功率。

一、系统背景及概况

高级调度在线生命支持系统是由首都卫生发展科研专项重点攻关项目资助，联合北京急救中心、北京急救医学研究所多位院前急救专家，结合国内院前急救和公众急救能力现状以及汉语言文化特点，对医疗急救内容进行专业梳理，并经过多轮专家评审，内容兼顾专业性与通俗性，旨在让普通公众能听懂、会急救。同时，ADLS是完全由我国内自主研发的急救指导系统，目前已拥有多项发明专利。

在技术方面，ADLS将智能技术融入研发与应用，支持PC和PAD多终端应用，满足不同岗位、不同急救场景的工作需要；支持音视频沟通和图文发送等多种急救指导交互形式。同时，它具备强大的院前急救智能知识图谱和知识库，所有知识节点均可进行逻辑链接，满足院前多元化和多变的急救使用场景，并且可不断地优化、提升、扩展。

ADSL针对中国院前急救业务流程研发，匹配国内的院前急救派车流程。同时ADLS指导话术结合国内汉语言文化及中国民众生活习惯，让呼救者听得懂，可操作，提高急救实施配合度，有助于提高院前急救的成功率。

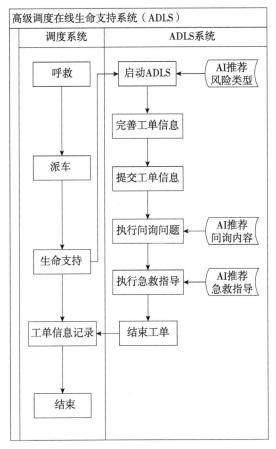

图6-1　高级调度在线生命支持系统（ADLS）业务流程图

在系统设计方面，整体风格是极简风，用户界面简洁直观，使得用户能够快速上手；其功能设计也非常灵活，能够适应各种急救现场的特性；再加上智能技术的辅助加持，进一步简化了用户操作，提供了更友好的使用体验。整个系统没有额外的内容记忆需求，操作培训周期较短，可使其在最短的时间内上线使用。

二、系统架构

ADLS系统架构自下而上可以分为数据层、服务层、应用层3层，其中数据层主要包括各类院前急救知识图谱、数据字典和系统日志等信息，服务层则包括工单管理、账号管理、质控管理、数据统计、中心管理、合约信息、质控设置等系统服务功能，应用层主要面向急救中心调度人员服务，提供工单创建、信息完善、问题问询、生命指导、心肺复苏术CPR工具等应用服务。

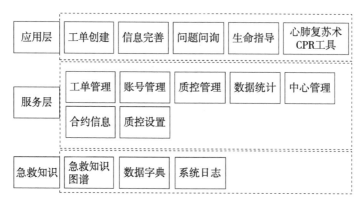

图6-2　高级调度在线生命支持系统（ADLS）架构图

三、关键技术

（一）AI智能辅助

在关键的节点上引入AI智能技术，基于信息的全面记录和处理，通过

"人工＋智能"的结合，大大降低调度员"人为主观判断"的风险概率。技术算法与实现原理主要包括：

1.数据语料清洗。拿到文本的数据语料（corpus）后，首先分析并清洗文本，主要用正则匹配删除掉标点符号，做分词后，删掉一些无关的词。

2.分词。即划分为词单元（token），是一个常见的序列标注任务。

3.算法：最大匹配算法。

4.实现原理：最大匹配算法主要包括正向最大匹配算法、逆向最大匹配算法、双向匹配算法等。其主要原理都是切分出单字串，然后和字典词库进行比对，如果是一个词就记录下来，否则通过增加或者减少一个单字，继续比较，一直到还剩下一个单字终止，如果该单字串无法切分，则作为未登录处理。

5.字典库说明：字典库为预置的数据库，主要包括内容为人体部位库、烧烫伤面积算法库（中国新九分法）、烧烫伤深度算法库（三度四分法）、烧烫伤等级库（轻度：总面积<10%或Ⅱ度烧伤）。

（二）伤病情评估

基于底层强大的知识图谱能力，通过人机结合的方式，通过AI智能分析，对主诉内容进行AI切词，并匹配系统知识库，智能推荐风险事件、给出问询问题，并根据了解到的现场情况及伤病患者，推荐急救指导的内容。

而在电话受理中，通过问题问询，结合记录的呼救人的回答，ADLS知识体系能够产生出对伤病人情况的级别评估。系统基于主诉、补充信息、事件风险、问询的结果进行综合判断，给出系统评估结果。

知识图谱是一种以图结构表示和存储知识的技术，通过构建实体、属性和关系之间的关联关系，将各种有关系的知识点连接起来，形成一个具有丰富语义关联的知识网络。知识图谱的原理基于图数据结构和语义网络，利用节点和边来表示实体和实体之间的关系，从而实现对知识的结构化和语义化表示。在知识图谱中，节点表示现实世界中的实体，边表示实体之间的关系，节点和边具有各自的属性和关系，从而形成具有丰富语义关联的知识网络。知识图谱的核心原理是将社会网络分析方法中对社会网络的分析引入情报学对知识之间形成的信息网络和合作网络予以分析。利用软件的知识图谱建构是情报学者的数据挖掘与可视化分析，其研究路径是通过软件从格式化的引文数据中提取各种共现网络，并利用成熟的算法进行聚类和频次统计等分析。因此，知识图谱的原理本质上是社会网络分析方法的一种应用。

四、系统功能

（一）获取患者主诉信息

ADLS可以从院前急救指挥调度系统中自动同步报警信息，支持手动输入或修改，急救指导过程中随时可变更或修改患者主诉信息。

（二）患者信息补充

支持从院前急救指挥调度系统中同步患者信息，补充信息包括人数、呼救人、性别、年龄，该部分信息在后续指导中具有一定的影响。

（三）辅助诊断

ADLS通过AI智能分析，对主诉内容进行AI识别，并匹配系统知识库，对患者病情进行辅助诊断，调度人员可以结合现场情况及系统推荐的诊断信息进行选择，帮助调度人员从人为判断转变为智能识别，避免了由于人工判断不足或缺乏医疗专业知识带来的风险。同时也帮助调度员在情况复杂、紧急慌乱的情况下仍然能够顺利指导，避免外界因素的影响，降低风险。

如图6-3所示，主诉内容为：受伤，流血，系统识别推荐的主诉是"外伤"，显示效果为红色字体标记AI推荐，更加醒目。

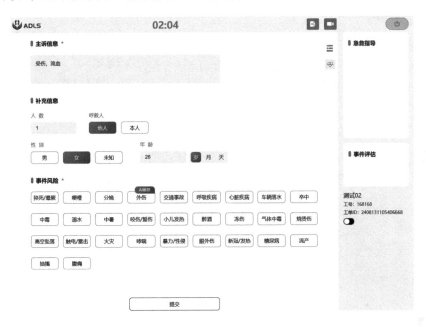

图6-3　高级调度在线生命支持系统（ADLS）辅助诊断功能

对于复杂的呼救场景，系统支持多选辅助诊断结果，多种呼救场景并行处理。院前急救场景往往会接触很多复杂的报警场景，比如交通事故报警，同时现场有心脏病突发患者，系统可以就"交通事故+心脏疾病"进行多事件共同指导，ADLS会根据所选的突发事件类型和辅助诊断自动进行医学权重参数的排序和重组，支持调度员与现场呼救者沟通并输出指导内容。

（四）问询话术推荐

系统结合上述工单信息，检索知识图谱数据库，按照符合医学逻辑的重要性进行排序，自动推荐问询话术，无须人工判断问询重点或方向，在大多数情况下，调度需根据系统推荐的问询话术进行问题的问询，并根据呼救者的回复在系统内选择对应的问题选项，避免了人为主观判断问询抓不到重点，浪费沟通时间，通过系统的引导问询，更快捷高效地获取患者当前情况。

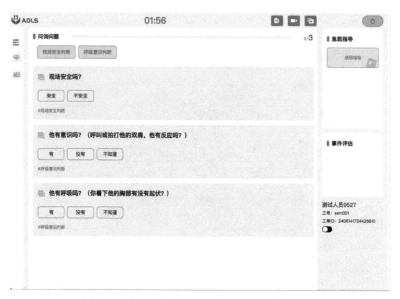

图6-4　高级调度在线生命支持系统（ADLS）问询话术推荐功能

（五）施救措施推荐

在救护车到达之前确保现场安全的情况下，为呼救者快速提供清晰的、易于遵从的急救指导，使现场人员力所能及地采取急救措施自救和互救，帮助患者争取更多的抢救时间。

当调度员完成全部问题问询，或触发了某些重要紧迫指导时，需进行急救指导，系统会给出详细的施救措施推荐。部分指导内容有插图及急救指导工具进行辅助。部分指导内容包含指导后确认问题，可用于辅助判断指导的效果，并基于此效果进一步自动优化指导内容，给出更符合现场情况的指导话术。

例如：外伤场景下，伤者出血伴有无呼吸无意识，系统红色高亮标记提醒使用者当前患者需要进行心肺复苏，系统支持从问询直接跳转到指导环节，在最短时间内开展心肺复苏，帮助伤者争取更多的抢救时间。针对某些特别重要的问询话术或指导话术给出高亮提示，提示调度处理的优先级次序。

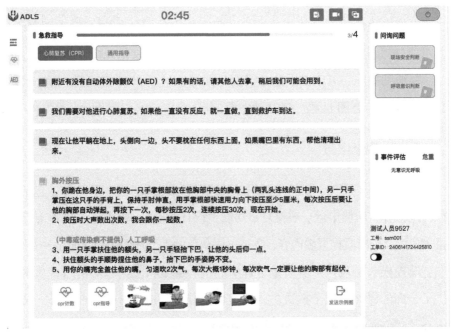

图6-5　高级调度在线生命支持系统（ADLS）施救措施推荐功能

（六）事件评估

随着指导进程的推进，每执行一步问题询问，系统都会根据目前掌握的全部信息进行伤病情评估，并实时地给出系统评估结果，包括事件评估结果（同样根据医学逻辑进行重要性排序）及事件风险评级（危重、急重、急症、轻症）。

在少数情况下，对于特殊类型的风险事件（如车辆落水等），系统自动跳过了问题问询阶段，直接给出指导话术内容，以满足特定场景下迫切的指导需要。

（七）辅助工具

1.CPR频率计数：提供给用户在指导呼救者做心肺复苏的过程中正确地为按压频率计数和计时。

2.AED地图指引：提供给用户基于呼救人位置的精准AED地图显示，并可通过短信方式将AED位置信息下发给呼救人或其他现场人员。

3.辅助插图：基于院前急救需要，共计医学插图27幅，其中静态插图15幅，简单动态图11幅，复杂动态图3幅。

（八）质量控制

质量控制（质控）模块主要用于系统指导录音的质量管理工作，包括质检人工打分、质检申诉、质检复审功能，设有质检权限设置，同时有专门的报表功能，产出质控报表内容，支持不同角色的人员开展质检管理相关工作。

质控模块是现代录音质量管理中的核心部分，它为指导的录音质量提供了全面的保障。这个模块主要承担着指导和管理录音质量的任务，帮助中心及时全面地了解每位调度员的服务水平。

在质控模块中，质检功能是其核心功能之一。质检人工打分允许专业的质控员对录音进行评分，质控员抽听录音时按照统一的评分标准进行打分。这一功能不仅有助于质控员快速准确地识别出质量不达标的录音，还可以为后续的质检申诉和复审提供依据。内置的模拟工单能够对急救指导任务进行回顾分析，完整还原操作人的全部执行细节，为后续提升培训提供有力支持。

当调度员对录音的评分产生异议时，质检申诉功能就派上了用场。这一功能允许被调度员进行申诉，并由质检部门进行复审，确保每一个被质疑的录音都能得到公正、准确的判断。

为了更好地管理质检流程，质控模块还提供了质检权限设置功能。通过这一功能，管理员可以根据中心的实际需求调整申诉时效、质控成绩发布时间等。

质控模块还具备强大的报表功能，可以自动生成各种质控报表，如中心维度的质量管理报表、个人达成质量管理报表及不同案件管理报表等。这些报表不仅可以帮助管理员全面了解录音的质量状况，还可以为后续的优化和改进提供数据支持。

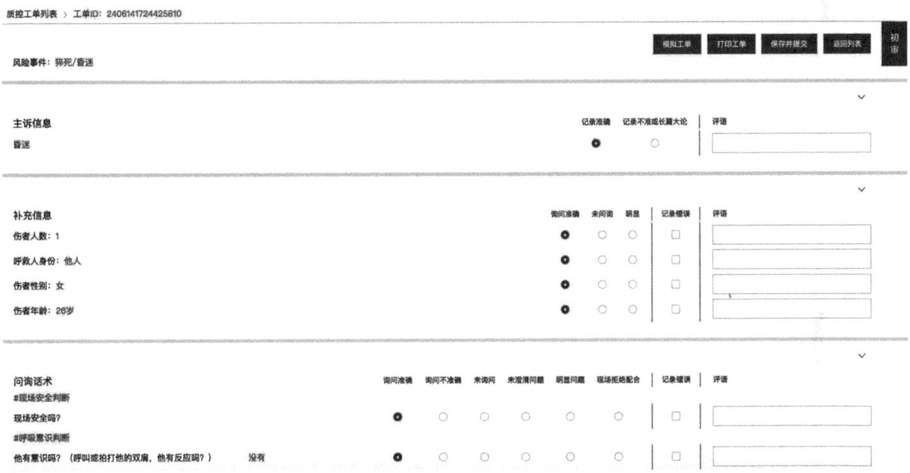

图6-6 高级调度在线生命支持系统（ADLS）质量控制功能

五、系统集成

高级调度在线生命支持系统需要与院前急救调度指挥系统进行双向数据完整对接与集成，实现数据互联互通。ADLS作为一个急救指导系统，引导调度员在调度派车完成后继续进行现场问题问询与急救指导工作，并将产生的全部数据回传至调度系统进行存档，通过较为完善的架构设计和接口设计，使院前急救调度指挥系统只需进行简单改造，即可完成与ADLS急救指导系统的集成和对接。

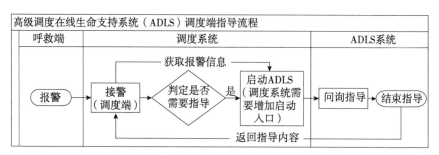

图6-7　调度指挥系统与高级调度在线生命支持系统（ADLS）交互示意图

系统对接流程：

用户在授权的情况下，可使用标准对接文档中的API完成与ADLS的系统对接，完成在调度端发起报警指导及记录查看。

调度指挥系统在本系统中增加调起ADLS指导的入口；调度指挥系统在打开ADLS时，使用接口将报警信息推送至ADLS系统；ADLS系统指导完成后，将数据回推至第三方系统中。

六、培训与认证

ADLS具备完整的培训体系，专业的老师会为每个中心提供完整的培训（限首次开通）、认证、软件培训、技术支持、咨询服务等服务。系统为每个中心提供在线软件及急救指导方法培训（预期功能），急救人员可随时线上学习产品及急救指导方法，完成学习后可在线进行认证考核，考核通过的调度员、车组人员、质控员自动获得相应的使用权限，并颁发认证证书。

七、系统应用成效

（一）南宁急救医疗中心

南宁急救医疗中心于2022年8月正式上线高级调度在线生命支持系统

（ADLS）指导系统。拥有ADLS资质的调度员64名，平均每月通过电话远程指导急救案例达到1000例，猝死/晕厥、抽搐、小儿发热、分娩等风险是南宁高发的报警主诉，也是ADLS使用率较高的风险，实施时呼救人听得懂、可配合操作，其中不乏需要进行"心肺复苏""海姆立克"等危急重症的患者，多个急救指导成功案例被多家主流媒体关注、转发并报道，有助于中心宣传及推广普通人掌握急救方法，也提高了市民对南宁急救医疗中心的满意度。

其间中心也非常重视指导服务质量，ADLS具备统一的质量管理体系，能够帮助质检工作系统化、数据化、标准化，急救指导案例按照统一的质检标准开展系统化质检工作，调度员的使用情况由中心ADLS质控员进行全程质控，质控员对存在问题进行反馈总结，对成功案例进行分享，使调度员更高质量运用ADLS系统对现场进行专业、有效的自救、互救指导。

案例分享：

2023年2月1日，南宁急救医疗中心调度员接到求救电话，1个月早产婴儿呛奶窒息，情况危急，调度员快速派出救护车，同时使用ADLS系统远程在线指导家属使用海姆立克"婴儿背部拍击和胸部冲击方法"，成功施救。广西电视台上门采访该调度员，一经报道，《人民日报》、央视新闻等媒体均进行了转发关注。

（二）嘉兴市急救中心

2023年1月，嘉兴市急救中心上线ADLS系统，急救中心调度员8名，均通过ADLS培训考核，顺利取得ADLS调度员证书。

车祸、猝死/晕厥、外伤、醉酒、心脏疾病、卒中是该中心高发的报警主诉，约占ADLS使用量的80%。ADLS从2023年1月上线运用至今，通过线上和线下联合复苏模式，复苏成功数是2021年、2022年的总和。

案例分享：

2023年5月，调度员接到呼救"我46天的小孩不说话，叫不醒了……"，调度员迅速派车启动 ADLS 指导家属进行急救，病人入院治疗后，家属致电嘉兴市信访局对调度员进行表扬和感谢。

2023 年 6 月，一位老人因吞食圣女果导致气道梗阻，调度员通过 ADLS 在线指导呼救人实施海姆立克法，最终施救成功，此案例得到读嘉新闻报道，在当地取得良好的社会反响。

（三）九江市医疗急救中心

2022 年 6 月，高级调度在线生命支持系统 ADLS 正式在九江市医疗急救中心"120 云调度系统"上线，九江是国内首批 3 个应用城市之一。自启用 ADLS 系统受理警情至今，已帮助院前 8000 多位伤患者提供有效的急救指导，其中不乏气道异物梗阻、心搏骤停等危重症的成功救援案例。

案例分享：

2022 年 6 月在 ADLS 上线的首月，九江市医疗急救中心通过 ADLS 成功救治了一位异物卡喉的老人，这也是 ADLS 第一个成功救治的案例。

2022 年 10 月 11 日 21 时 42 分，调度员接到患者家属的求救电话："120 吗？我家有人昏迷了。"调度员第一时间调度救护车前往事发地，并通过"ADLS"高级调度在线生命支持系统对患者进行心肺复苏指导。在指导过程中，出现过因家属紧张慌乱而无法配合专业指导等问题。调度员通过 ADLS 通俗易懂的言语耐心指导着，并不断安抚、鼓励家属，胸外按压时，带着家属一起进行胸外按压，从调度员电话指导患者家属进行心肺复苏，到急救医生的抢救，再到医院治疗，整个抢救过程非常流畅，最后大家的通力协作使患者转危为安。

（四）柳州市医疗急救指挥中心

2022 年 8 月 29 日，ADLS 系统正式在柳州市医疗急救指挥中心上线。上线 5 个月即有效指导 500 余例。截止到 2023 年 7 月，柳州市 120 中心通过使用ADLS系统已帮助院前3000多位伤患者提供有效的急救指导，其中不乏危重症的成功救援案例。

案例分享：

2022年9月，一名药物过量的女性已无意识无呼吸，调度员通过ADLS在线指导心肺复苏，按压过程，患者恢复呼吸，随后医护人员赶到现场接手。该指导视频在快手、抖音、微信视频号三个平台发布，获得人民群众的广泛关注及好评，共获得800万多阅读量，28万多点赞量，8000多条评论。

第二节　智能语音应答系统

近年来，基于云的智能语音应答系统在我国市场受到了广泛关注。随着云计算技术的快速发展，基于云平台的智能语音应答系统具有更高的灵活性、可扩展性和成本效益。

一、系统背景及概况

院前急救智能语音应答系统利用先进的人工智能和自然语言处理技术，为急救场景提供高效、快速、准确响应的服务，系统通过自动化的流程，协助急救人员或普通用户提供急救信息，缩短救援时间，提高救治效果。

院前急救智能语音应答系统主要有以下特点和功能：

快速响应：智能语音应答系统能够实时接听和处理用户请求，为用户提供迅速的急救指导，减少救援时间。

专业性：系统基于大量专业急救知识和数据进行训练，能够为用户提供准确、专业的急救建议。

智能互动：通过语音识别、自然语言处理等技术，智能语音应答系统能与用户进行智能互动，了解用户需求，为用户提供更精确的急救指导。

个性化服务：根据用户的需求和病情，智能语音应答系统可以提供个性化的急救方案，提高救治效果。

全天候运行：智能语音应答系统不受人为因素影响，可以全天候为用户提供服务，确保急救信息的及时传递。

保护用户隐私：智能语音系统要在处理急救事件的同时，很好地保护用户的隐私，对数据安全性有特定的要求。

数据分析与优化：智能语音应答系统可以收集和分析急救数据，不断优化系统性能，提高急救服务的质量和效率。

目前，急救领域的智能语音应答系统应用较为广泛，但是主流智能语音应答服务系统大多基于知识图谱、深度学习等技术为主体，在应用到院前急救领域后，存在大量实际问题，无法很好地满足正常的急救需要。

一是识别用户意图的准确率较低。不能快速、准确、有效地识别急救用户的意图，不能有效、充分、合理地调配急救资源，不能快速对用户的实际需求进行有效的分流。

二是语义理解能力较差。基于知识图谱的传统智能应答系统，语义理解以关键字的捕捉和组合进行用户意图识别，在语音对话中还不能通过上下文全面进行理解，导致语义理解能力较差，不能满足急救领域对时间的紧迫性要求。

三是地址信息采集不明确。在判断用户的急救地址方面，不能精确判断地址的准确性、唯一性。而采集用户的相对精确的地址，是120急救要采集的最重要的信息，如果不能保证地址信息的唯一性，就往往需要人工进行确认，就会降低智能语音系统的优越性。

在此情况下，我国政府和相关部门积极推动急救领域智能化发展，鼓励技术创新，使用迅速蓬勃发展的大模型相关技术，结合120具体急救领域的问题和痛点，研发出基于自然语言大模型技术的智能语音应答系统。

新一代智能语音应答系统在提高救援效率、缩短救治时间等方面的提升具有重要的里程碑意义。随着人工智能技术的不断进步和市场需求的扩大，智能语音应答系统在急救领域的应用将更加广泛，为挽救生命提供更加有力的支持。

二、系统架构

由于本系统采用了基于大模型技术进行构建，所以运用基于 AIGC 应用系统的构建方法进行构建，系统总体架构可以用图 6-8 来表示，主要分为三个层次，即环境层、组件层、组装层。

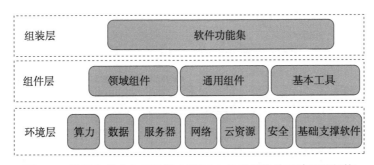

图6-8　基于生成式人工智能（AIGC）的应用软件系统通用架构

第一层是环境层，即软件运行的基础环境，包括算力、数据、服务器、网络、云资源、安全、基础支撑软件等。

第二层是组件层，包括领域组件、通用组件和基本工具。通用组件是能够跨领域范围复用的组件，比如日志管理、打印管理等组件。领域组件是指只能在某个领域范围内才可以复用的组件，比如人工智能组件（ASR、大模型、TTS等）、平台交互组件等。

第三层是组装层，就是用户利用各种功能组件，输出统一的、个性化的系统外壳，从而形成某一行业的企业应用软件，本质上就是一组个性化的功能集。

智能语音应答系统依托语音识别分析，采用人工智能技术，通过机器快速分诊应答系统来解决120电话访问数多导致占线等待问题，通过语音智能识别与信息分类辅助技术实现市民急救的快速识别与分类处理，综合判定病例特征结果，更加精准、有效、快速提供急救服务。可通过智能语音应答系统接入急救电话，由智能机器人替代人工进行沟通，记录关键信息并推送调度派车系统；对非急救型呼叫，将解答咨询，完成分流席工作。

本系统整体架构如图6-9所示：

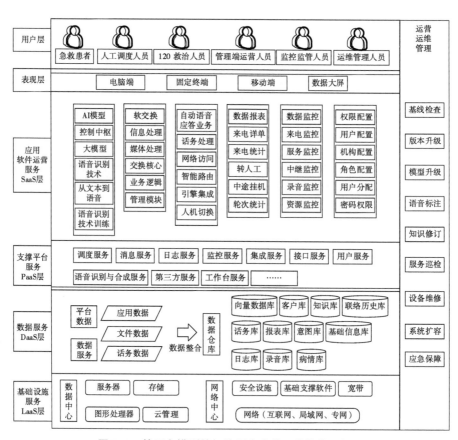

图6-9 基于大模型的智能语音应答系统整体架构图

基础环境层，可以拓展为基础设施LaaS层、数据DaaS层。组件层可以扩展为支撑PaaS层。组装层可以扩展为应用SaaS层。

基础设施LaaS层可以细分为数据中心和网络中心，其中数据中心包括服务器资源、存储资源、算力GPU资源以及云资源的管理。网络中心要提供安全防护设施、网络通信资源、基础网络环境，以及必要的基础支撑软件环境。

支撑PaaS层，要整合领域组件、通用组件和工具，具体可以包括调度服务、消息服务、日志服务、监控服务、集成服务、接口服务、用户服务、语音服务等服务组件。

应用SaaS层是软件系统的功能合集，在急救领域，可以分为AI、软交换、IVR、数据报表、数据监控、权限控制等应用软件模块。

三、业务流程

基于大模型的智能语音应答业务系统的业务流程设计如图6-10所示：

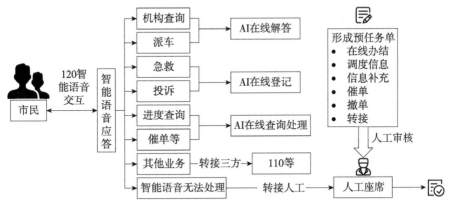

图6-10 基于大模型的智能语音应答系统的业务流程图

基于大模型的智能语音应答系统上线以后，在使用流程上发生了细微的变化。首先，是用户拨打120急救电话，这个时候智能语音应答系统就与用户交互，在交互中，智能语音应答系统就根据用户的请求进行理解，并对用户需求进行自动分类，进行业务分流。

如果是人工智能机器人通过查询向量数据库就能解决的问题，它就直接通过语音回应用户的请求。如果用户是需要用救护车，人工智能机器人会自动采集用户的关键信息，比如地点、姓名、联系手机、病情等相应的信息，并自动生成工单发给业务系统，并转入派救护车的流程。

如果有些业务是人工智能机器人不能处理的，或需要人工处理的，这个时候才转人工座席处理，完成业务的闭环。比如用户咨询的向量数据库并不存在的知识点而无法做出准确回答、用户带有明显的紧急情绪状态、用户明确提出要转人工等场景。

而对于用户不小心误拨了急救电话、主动骚扰等场景，人工智能机器人在准确识别理解用户的情况以后，会主动释放线路资源，对于骚扰的人员给予相应的警告并挂断电话。

针对特别时期120电话拥堵接不起的情况，我们可通过电话智能应答的方式予以解决，设立虚拟语音应答机器人扩展接线席位，结合知识图谱及大模型，进行有效应答，满足市民对院前急救的应答诉求。结合AIGC的强大能力完成大部分人工操作。在无法处理或紧急程度高时可以自动切换到人工座席处理。

四、业务场景

智能语音应答系统能够良好地承担分流席的接线任务，对120智能语音急救的业务场景可以大致分为以下几类：

（一）呼叫救护车场景

呼叫救护车是120电话受理最主要的应用场景，呼救者遇到紧急情况，需要救护车前往现场进行救治。按照用户拨打120电话呼叫救护车的习惯，可以分为以下几种。

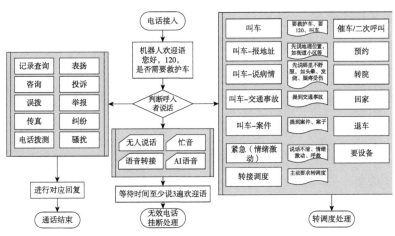

图6-11　智能语音电话业务场景分析图

1.直接要车

呼救者拨打120急救电话以后，直接要救护车。

2.报地址要车

呼救者拨打120急救电话以后，先自报要救护车的地址，不直接要救护车。

3.报病情要车

呼救者拨打120急救电话以后，直接报病人的状况、伤病情况，不直接要救护车。

4.报交通事故要车

呼救者拨打120急救电话以后，直接报交通事故，不直接要救护车。这种情况一般也包括交警协助事故受伤人员叫救护车的场景。

5.报案件要车

呼救者拨打120急救电话以后，直接报案件情况，不直接要救护车。这种情况一般有公安执法人员协助受害人员打120急救电话要救护车的场景。

6.转调度要车

呼救者拨打120急救电话以后，直接要求转调度。一般是经常要救护车的人员，或120急救中心内部或相关人员。

7.紧急（情绪激动）要车

呼救者拨打120急救电话以后，由于某种原因，情绪过于激动，而出现语无伦次、情绪过激等情形，通过这种方式要救护车。

8.催车

一般特别紧急的场景，呼救者会多次拨打120急救电话，催问救护车位置、预计到达时间等。

9.预约要车

一般有多数异地患者，往往有预约要车的情况，这种情况下一般要去车站接病人。也有少量需要救护车配备相应的医疗设施的本地用户需要提前预约要车。

10.转院要车

一般转院要车的紧急度不高，也有少数情况需要救护车。紧急度不高的情况下，如果有空闲的救护车，或者对救护车有特殊要求的患者，需要转院也叫救护车。

还有一种情形，就是由手术医院转移到康复医院，有些患者需要救护车特殊的护理设备、设施。

11.出院要车

少数患者从医院回家也需要救护车，多数情况下，回家不是紧急情况，不需要院前急救服务，999非急救服务就可以完成。

12.取消要车

存在这样一种情况，有少数患者叫了救护车以后，因为某种原因，在救护车还没有到现场的时候，搭乘其他交通工具自行前往医院，再次打电话要求退车。

（二）咨询场景

1.查询记录

咨询者拨打120急救电话，需要查询急救相关的记录。

2.内容咨询

咨询者拨打120急救电话，需要对急救服务进行咨询，比如服务电话、急救业务相关、急诊相关、救护车相关、费用相关等内容。

3.表扬

需要表扬救护车司机、医务人员的场景。

4.投诉

需要投诉调度员、救护车司机以及现场医务人员的场景。

5.举报

需要举报急救人员的场景。

6.纠纷处理

需要120管理人员处理相关纠纷的场景。

7.要传真电话

需要发传真的场景。

8.电话拨测

需要测试电话线路的场景。

（三）骚扰场景

1.恶意骚扰

骚扰者拨打电话以后，交谈与急诊业务不相关的话题，或纯话语骚扰的场景。

2.误拨电话

误拨者并不知情，不小心碰到或被家里小孩误拨的场景。

（四）内部沟通

120系统内部人员，拨打电话直接交流内部调度、业务相关等场景。

五、系统功能

基于大模型的智能语音应答系统，核心功能由七大功能模块构成，主要包括机器人管理、知识管理、资源管理、交互管理、数据分析、业务监控、模型训练等。

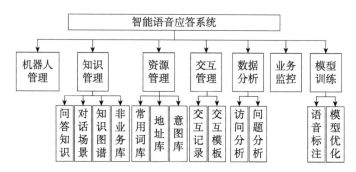

图6-12　基于大模型的智能语音应答系统功能图

（一）机器人管理

机器人是一个抽象的概念，系统的问答服务都是由机器人提供，支持多个机器人并行工作。共有智能客服、智能语音导航、智能质检、智能座席辅助、智能对话机器人几种类型的机器人，不同的机器人通过不同渠道和方式提供对话问答服务。一个机器人可以回答不同领域类型的问题，只需要将该领域和类型知识库与机器人进行挂接，待系统将知识同步到该机器人中即可生效。

机器人管理包括对机器人的增删改查、知识库挂接、参数设置、效果测试和上线等。每个机器人共有两个版本——上线版本、测试版本。知识库调整完成后，知识会自动更新到测试版本机器人，可以进行效果测试。

测试效果符合预期后，手动上线，将知识更新到上线版本机器人。

此外，根据系统的使用和需求评估情况，可以根据线路、硬件、算力等资源增加人工智能机器人的数量，以满足突发情况下，接线资源不足而拨打不进电话的情况。

（二）知识管理

知识根据系统的定义，可以分为问答知识、对话场景、知识图谱、非业务库等四类。问答知识是120急救相关的知识，主要为解答用户日常咨询的相关问题。对话场景是120急救对话场景的分类知识，通过该领域知识，实现对用户的分流。知识图谱是一种关系型二维结构的知识类型。知识包含实体—属性两方面，系统通过图形化的方式搭建二维结构的知识数据。知识图谱主要为急危重症诊疗辅助决策系统服务。非业务库包括一些非急救相关的常见知识内容，用来作为业务知识的补充，从而辅助系统能更好地理解用户的意图。

需要注意的是，基于大模型的智能语音应答系统，是对特定的知识库的内容做数据的向量化，是保存到向量数据库的，以满足大模型对数据查询和匹配的需要。

（三）资源管理

系统资源可以分为三大类，常用词库、地址库、意图库。

常用词是指具有共同属性的一类事物，比如"城市"可以作为一个集合，"北京、上海"等具体的地点都属于这一集合，"北京、上海"就是"城市"这个集合的实例，"北京"也可以被称为"首都、帝都"等，这些称为别称。

意图用作机器人在交互过程中的语义理解，需要维护意图的分组、意图名称和扩展问题。针对扩展问题，系统会智能自动推荐扩展问题。

（四）交互管理

系统可以通过交互模板设置交互流程，可以查看、维护人机通话记录。

（五）数据分析

针对系统中各类数据，如通话分析、热点分析、用户分析及舆情分析的数据统计分析。通过对数据的分析，我们可以查到用户的使用情况，以及系统可能存在的问题，以便对系统进行相应的优化。

另外通过数据分析，也可以统计业务情况，比如业务量，以及各种电话的呼入情况，并通过这些数据更充分地了解用户需求。并根据这些需求，对相应的功能做出适当的调整和优化。

（六）业务监控

业务监控展示是对用户通话情况的监控。可以通过"时间、组织机构、机器人"进行筛选。可以查看通话数、峰值QPS、问答命中率，问答情况监控、通话量和时长监控、服务质量监控、敏感词及情绪监控。

通过业务监控，管理人员可以了解人工智能机器人的服务状态、应答情况、服务时长等信息，可以即时发现系统运行时遇到的问题，这样可以即时做出响应。

（七）模型训练

训练机器人的语义模型，通过训练提升机器人的理解能力。语义模型是语义理解引擎在处理用户问题时计算语义相似度的依据。系统自带有通用的语义模型，当用户知识库积累到一定程度时，可以训练各自的语义模型。

基于大模型的智能语音应答系统，对于系统的模型训练包括块，一块是语音标注，主要是针对120急救领域常用词而设置，为提高语音转写的准度。另一块是模型调校，这块主要是为了提高大模型对于120急救领域业务流程、业务知识的理解能力，以使人工智能机器人更加智能。

六、数据库建设

基于大模型的智能语音应答系统，需要强大的数据支撑，其数据库建设主要分为两部分，一部分与大模型交互的向量数据库的建设，另一部分是传统关系型数据库的建设。

（一）向量数据库

向量数据库是一种专门用来存储和查询向量的数据库，其存储的向量来自对文本、语音、图像、视频等的向量化。与传统数据库相比，向量数据库可以处理更多非结构化数据（如图像和音频）。在机器学习和深度学习中，数据通常以向量形式表示。

向量数据库的建设主要包括以下几个方面：

1.数据收集与预处理

首先把收集到的急救领域的非结构化的专业数据，如文本、语音、图像和视频等。然后对这些数据进行预处理，包括去除噪声、降维、归一化等操作，以提高向量数据库的存储和查询效率。

2.向量化

将预处理后的非结构化数据转换为向量形式，通过使用各种向量化方法实现，如TF-IDF、Word2Vec、ResNet等。

3.向量数据库构建

使用向量化后的数据构建向量数据库。向量数据库采用传统的RDBMS（关系型数据库管理系统）或NoSQL（非关系型数据库管理系统）进行构建。在选择数据库时，需要考虑向量数据的存储、查询和计算需求。

4.查询算法

向量数据库需要支持高效的向量查询算法，以实现快速的相似度检索。常用的查询算法包括Brute-Force搜索、Locality-Sensitive Hashing（LSH）、Product Quantization（PQ）等。

5.性能优化

为了提高向量数据库的性能，采用一些性能优化策略，如索引优化、并行计算、分布式存储等。

6.系统集成与应用

将向量数据库集成到现有的应用系统中，为机器学习和深度学习任务提供支持。向量数据库建设需要从数据收集、向量化、数据库构建、查询算法、性能优化等方面进行综合考虑，以满足急救应用场景的需求。

（二）关系型数据库建设

此外，根据实际业务需要、根据场景开发以下关系型数据库建设。

1.病情库：主要描述急救患者病情的数据资料

病情库是一种存储和管理疾病名称及其相关信息的系统，主要用于协助医生进行疾病分类和诊断。病情库通常包含疾病的名称、别称、定义、病因、症状、诊断依据、治疗方法等详细信息。通过病情库，医生、系统可以快速了解疾病的特征，进行有效的诊断、判断和响应。

2.地址库：描述急救患者所在位置的数据资料

地址库是一种存储和管理地址及其相关信息的系统，主要用于协助进行地址查询、定位和导航。地址库通常包含地址的详细信息，如街道、城市、省份/州、邮政编码、国家等。通过地址库，用户可以快速找到所需的地址信息，进行有效的通信和导航。

3.意图库：描述急救患者意图的数据资料

意图库是一种存储和管理用户意图及其相关信息的系统，主要用于协助实现自然语言处理和人工智能应用。意图库通常包含用户的意图、上下文、相关实体等信息。通过意图库，系统可以理解用户的需求，为用户提供更加准确和有效的服务。

4.医院库：描述急救患者所在医院及目标医院的数据资料

医院库是一种存储和管理医院及其相关信息的系统，主要用于协助实现医院管理和医疗资源调度。医院库通常包含医院的基本信息、科室、医生、床位、设备等详细信息。通过医院库，可以快速找到所需的医院信息，为患者和医护人员提供方便的服务。

5.急救知识库：描述120急救相关知识的数据资料

急救知识库是一种存储和管理急救知识和技能的系统，主要用于协助实现急救培训、急救指导和应急响应。急救知识库通常包含急救的基本原理、常见急救措施、急救技能、急救设备等详细信息。通过急救知识库，可以为急救人员提供快速、准确和有效的急救知识和技能支持。

七、数据交换

智能语音应答系统由智能控制中枢子系统、向量数据库及人工智能引擎组成。人工智能引擎分为 ASR（语音识别）引擎、TTS（语音合成）引擎、LLM 大模型引擎等模块。

其数据交互如图6-13所示：

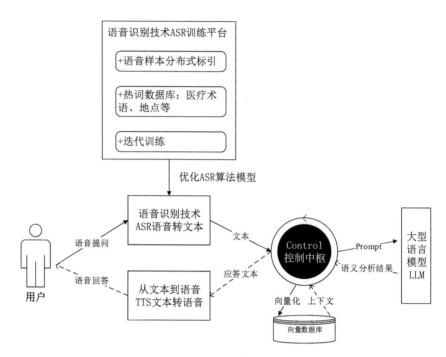

图6-13　基于大模型的智能语音应答系统数据交互示意图

基于大模型的智能语音应答系统主要有以下几个特点：

一是控制中枢，通过自研的控制中枢系统，实现与大模型的流程控制与对话交互。

二是利用大模型形成多轮对话，大模型通过向量数据库与数据中枢交互，充分利用大模型的多轮对话语义理解能力。

三是大模型调校，对120院前急救的专业的、必要的知识学习，通过文本的方式对大模型进行调校。

这种情况下智能语音应答系统与大模型结合的使用成本主要体现在人工调校成本和日常的标注、升级模型、流程升级等方面。人工标注是为了提高语音转文本的准确度，提高机器人语音应答理解的准确度和大模型的调校。模型升级是指用更强的、更新的大模型替代现有的大模型，这个之前做的工作可以继承，升级模型需要验证和切换步骤。

八、系统集成

120调度指挥系统改造后采用局域网和政务云应用层级双活的模式进行部署，本地局域网保持现有通过Rose软件部署模式实现本地热备。

本地局域网数据库采用Rose软件部署，且与政务云数据库之间也采用Rose软件部署，可实现数据库的自动或手动切换。

其双活部署架构如图6-14所示：

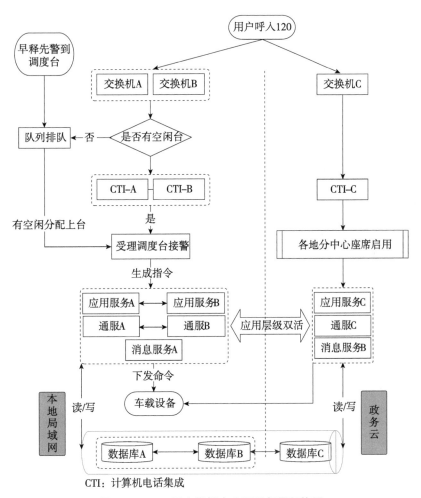

CTI：计算机电话集成

图6-14　120调度指挥中心双活部署架构图

这种双活部署架构在企业级应用中具有诸多优势，主要体现在以下几个方面：

一是提高数据可靠性。通过在两个地理位置不同的数据中心部署存储双活，可以确保数据的一致性和完整性。当一个数据中心发生故障时，业务可以自动切换到另一个数据中心，从而避免了数据丢失和业务中断。

二是提高业务连续性。存储双活技术可以在故障发生时实现无缝切换，确保业务的持续运行。这有助于降低企业的停机成本，并提高用户满意度。

三是提高资源利用率。存储双活允许两个数据中心同时运行，共享资源。在业务高峰期，双活架构可以实现负载均衡，充分发挥硬件性能，避免资源浪费。

四是降低恢复时间目标。存储双活技术可以快速切换到备用数据中心，从而缩短故障恢复时间。这意味着企业在面临灾难性故障时，可以更快地恢复正常业务运营。

五是减少数据中心间的读写操作。通过优化应用层和存储层的配置，存储双活可以降低数据中心之间的数据传输量，减轻网络压力，提高整体性能。

六是支持异地双活。存储双活技术可以应用于异地数据中心，实现高可用性。这对于远离总部分支机构的企业尤为重要，可以确保其在各地的业务运营稳定可靠。

七是有助于合规和审计。存储双活技术可以满足许多行业对数据备份和恢复的要求，有助于企业遵循相关法规和规范，降低合规风险。

这种双活部署架构在提高数据可靠性、业务连续性、资源利用率等方面具有显著优势，有助于急救中心确保业务的稳定运行，降低故障风险。此外，将本地局域网与政务云结合，可以实现信息化的高效运作和优质服务。

在资源整合、数据共享与安全、业务协同、系统备份与恢复、成本优化、创新服务模式以及智能分析与决策方面都有一定的优势。

总之，将本地局域网与政务云结合，可以提高急救中心的工作效率和用户满意度，可以为急救中心提供安全、可靠、灵活的IT基础设施，大大降低急救中心的运营成本。

九、建设方案

应用于120院前急救的基于大模型的智能语音应答系统建设大体上分为三个阶段，第一阶段是基于传统知识图谱和人工智能深度学习技术构建了智能语音应答系统，第二阶段是基于大模型构建了智能语音应答系统，第三阶段是基于大模型在急救诊疗、急救辅助决策方面发力，帮助急救医生快速识别急危重症，快速推荐最佳急救方案，提高救援现场诊疗效果。

（一）第一阶段：传统人工智能阶段

1.全面建设基于传统知识图谱和人工智能深度学习技术的智能语音应答系统，完成和业务系统的对接，基本解决大部分的电话业务分流和业务咨询问题。

2.对120急救中心的业务进行梳理，为了更好地了解120急救中心的真实需求，重听几万个电话录音，归纳总结了四大业务场景。

3.对120急救领域收集到的业务数据进行了梳理，并对相关的业务数据做了入库、整理、清洗工作。

4.对用户意图、资源库、地址库做了大量的数据收集、清洗、录入以及调试工作。

5.结合原有业务系统，做了接口对接，相应接口功能的定制开发，打通工单系统，保持业务的连续性。

6.进行智能语音系统全面安装、实施与大量的测试工作，在实测过程中发现了一些比较具体的、关键的问题。与此同时，大模型技术横空出世，逐渐在应用层面走向成熟，考虑结合大模型相关技术解决上述遇到的一些比较具体的问题。

（二）第二阶段：大模型阶段

1.对国内外相对比较成熟的大模型技术进行系统的研究和比较，根据这些大模型的特点，结合120急救领域的实际需求，做了大模型的选型工作。

比如用什么样的大模型更合适，用多少算力就可以很好地解决120急救领域的痛点和难点？应该用哪些成熟的组件？如何选择向量数据库？大模型应该怎样结合解决120领域遇到的具体问题？如何选型更为合适？

2.形成可行的基于大模型的智能语音应答系统落地方案，并针对该方案进行了针对性的定制研发工作。

3. 进入基于大模型的智能语音应答系统的安装部署和相应功能的实测工作。

（三）第三阶段：急危重症辅助决策系统

结合大模型的相关技术与危急重症的辅助决策，完成急危重症辅助决策系统建设。相对于智能语音应答系统，急危重症辅助决策系统的难度、复杂度更高，建设的周期相对可能要更长一些。

在该领域从技术成熟度来说，急危重症辅助决策系统的发展经历了从简单数据统计和分析到高级人工智能技术的应用。现代的急危重症辅助决策系统能够实现对大量医疗数据的实时分析，为医生提供病情评估、治疗方案推荐、风险预测等信息。但在国内这方面结合大模型相关技术进行的研究和相关系统建设还处在早期阶段，另外，建设这种类型的系统，需要更权威、专业的医疗领域大数据的支撑。

幸运的是，在全球范围内，各国政府纷纷出台政策支持急危重症辅助决策系统的研究与应用。例如，在美国，FDA（食品和药物管理局）对医疗人工智能产品进行监管，确保其安全性和有效性。在我国，政府通过制定相关规划和发展战略，也鼓励医疗机构采购先进医疗设备，提高医疗水平。

未来，适用于120院前急救的基于大模型的智能语音应答系统、急危重症辅助决策系统全面部署应用，将大大提高用户体验，提升效率，切实解决该领域的痛点问题，在分秒必争地挽救人民生命的路上发挥它强大的作用。

十、系统应用成效

从目前两个阶段的智能语音应答系统的落地实践结合应用实测来看，基于大模型的智能语音应用系统，其应用效果主要体现在以下几个方面，如表6-1所示。

表6-1　基于大模型的智能语音应答系统使用前后对比

对比项目	人工客服	智能语音应答系统
响应能力（受理率）	遇到突发情况，可能遇到人工座席不足，急救电话打不进来	可以动态调节资源，24小时不间断按需响应，不受突发情况影响
处理效率	需要电话沟通，手动录入工单	可以采集急救信息，自动生成工单
用户体验	有时候不容易拨通电话，影响用户体验	能打通电话、充分理解并立即响应用户需求，用户体验好
成本分布	大量人工座席人员	少量人工座席+定期人工调校
专业度（准确率）	专业领域急救知识尚存不足	丰富的专业急救领域知识
数据挖掘	重复日常工作	对数据挖掘，优化服务与流程
受理时长	正常人工受理	受理时长平均缩短10%

（一）显著提高效率，大大提高受理率

智能语音应答系统可以实现24小时不间断工作，无须休息和调整，相比传统的人工客服，大大提高了工作效率。

其次，可以根据用户的拨打情况动态调节服务资源，大大提高服务吞吐能力，可以解决遇到突发状况的峰值阻塞问题。

（二）大大降低成本

基于大模型的智能语音应答系统不需要大量的人力投入，可以节省人力成本。此外，由于系统运行过程中无须额外的场地和设备费用，因此总体成本较低。

（三）专业度高

基于大模型的智能语音应答系统可以实现标准化、专业化的服务，确保服务质量和一致性。同时，智能语音应答系统还可以根据用户需求和行为进行自动分析和优化，进一步提升服务效果。

特别是在急危重症辅助决策系统上线以后，能很好地弥补现场急救人员急救能力和水平参差不齐的问题，借助于急危重症辅助决策系统，可以在现场得到更专业、更合理的救治指导。

（四）用户体验提升

智能语音应答系统可以根据用户需求提供定制化的服务，如智能语音助手、智能客服等。通过自然语言处理、语音识别等技术，智能语音应答系统可以实现与用户的无障碍沟通，提升用户体验。

（五）数据分析和挖掘

基于大模型的智能语音应答系统可以收集和分析用户在沟通过程中的数据，为企业和机构提供有价值的信息，帮助急救中心了解用户需求、优化产品和服务。

（六）跨平台应用

基于大模型的智能语音应答系统在未来可以实现跨平台、跨设备的使用，如手机、智能音箱、汽车等，这样可以更好地满足用户在不同场景下的需求。

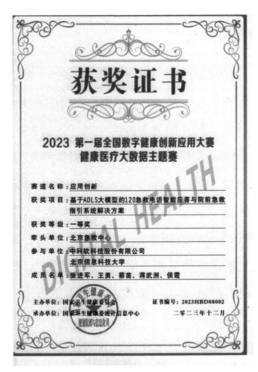

图6-15　北京急救中心荣获2023年全国数字健康创新

应用大赛健康医疗大数据主题赛一等奖

总之，智能语音应答系统在提高效率、降低成本、提升客户体验等方面取得了显著的应用效果，为急救事业带来了诸多好处。随着人工智能技术的不断发展，智能语音应答系统的应用效果将更加明显。

未来，基于大模型的智能语音应答系统将会大大提高120急救的效率和专业度，在与生命赛跑的路上，系统的使用能挽救更多的生命，为人民的健康与生命做出积极的贡献。

第三节　救护车5G改造

一、系统背景及概况

为贯彻落实《国务院办公厅关于促进"互联网＋医疗健康"发展的意见》(国办〔2018〕26号)、《国家卫生健康委办公厅关于开展互联网＋院前医疗急救试点工作的通知》(国卫办医函〔2019〕588号)(以下简称《通知》)、九部委联合印发《关于印发进一步完善院前医疗急救服务指导意见的通知》(国卫医发〔2020〕19号)、《北京市卫生健康委员会关于开展互联网＋院前医疗急救试点工作方案》(以下简称《工作方案》)相关工作要求，加强区域急诊急救信息资源整合，提升院前医疗急救体系信息化程度，深入推动5G技术在急救工作的使用试点，依托5G技术，试点实现从发病现场、救护车到医院的连续、实时的远程急救协作，实现远程急救的多方联动和监控。

为了贯彻落实《关于加强本市院前医疗急救体系建设的实施方案》(京政办发〔2020〕18号)相关工作，北京急救中心推动5G在急救领域得到更好更快的应用，建设智慧救护车信息系统，助力打造全方位智能化的急救医疗体系。智慧救护车信息系统建设主要包括5G急救指挥调度系统、5G救护车改造、远程会诊信息系统、AR增强视觉辅助系统等内容。

二、系统架构

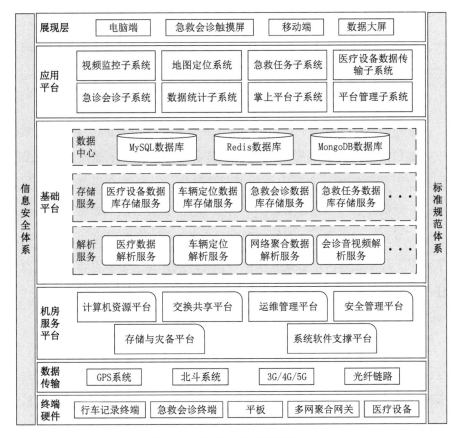

图6-16 5G救护车系统架构图

总体框架由下而上可分为6层架构：终端硬件、数据传输、机房服务平台、基础平台、应用平台和展现层。

（1）终端硬件

终端硬件包括行车记录仪终端、急救会诊终端、平板、多网聚合网关、医疗设备等设备，主要用于医疗、车辆数据的采集。

（2）数据传输

数据传输包括GPS系统、北斗系统、3G/4G/5G和光纤链路，主要用于职称救护车的各类信息联通共享。

（3）机房服务平台

机房服务平台包括：计算机资源平台、交换共享平台、运维管理平台、安全管理平台、存储与灾备平台和系统软件支撑平台，保障系统服务的正常运行。

（4）基础平台

基础平台包括数据中心、储存服务和解析服务三类数据库。其中数据中心层包括MySQL数据库、Redis数据库和MongoDB数据库；储存服务包括医疗设备数据库、车辆定位数据库存储服务、急救会诊数据库存储服务、急救任务数据库存储服务；解析服务包括医疗数据解析服务、车辆定位解析服务、网络聚合数据解析服务和会诊音视频解析服务。三类数据库主要用于存储患者医疗数据、车辆行驶与环境数据、急救会诊数据、急救任务数据等。

（5）应用平台

应用平台包括视频监控子系统、地图定位系统、急救任务子系统、医疗设备数据传输子系统、急诊会诊子系统、数据统计子系统、掌上平台子系统和平台管理子系统，应用平台的系统主要用于处理分析感知层获取的医疗与车辆数据。

（6）展现层

展现层主要包括：电脑端、急救会诊触摸屏、移动端和数据大屏等设备，实现数据可视化展现。

三、业务场景

（一）5G急救指挥调度

突发事件发生时，能否快速到达现场识别伤情、紧急处理，以及随后执行科学高效的伤员转运分流直接影响急救医疗整体的救治效率与效果。5G支持下的以人工智能（AI）、大数据、云计算技术构建的急救指挥决策平台是新时代的需要，通过AI对大型灾难突发事件的医疗急救保障进行科学决策以及急救资源调配，帮助急救人员更科学、高效地应对各种灾难或突发事件的挑战。譬如在事件发生时，能根据伤员病情紧急程度、道路拥堵状况和周边医院特色专长等要素自动选择车辆行驶路径，实现车辆精准调配，提高车辆运行效率。

（二）5G救护车

5G救护车是以5G技术为基础，将多功能生理监测仪、超声机、车载X光片机、CT机、高清视频会诊、AR眼镜、车载无人机等多种设备的数据整合起来，实现院前—院内无缝的数据连接，把目前只能在医院等固定场所才能进行的远程会诊、远程B超、监护指标、生化指标判读等工作前置于救护车，实现"进入救护车就相当于进了医院"，同时将海量的信息第一时间传到院内，在患者到达医院之前做好急诊抢救以及手术的准备，院内专家可以通过5G网络和救护车内医护人员进行实时高清视频沟通，对于提高院前急救的能力发挥重要作用。还有，针对院外突发疾病的患者，如果不知道患者身份以及既往的健康状况，可以通过5G技术连接数据库，获取患者身份和既往的健康档案，有助于医护人员第一时间获得患者信息并结合此次的发病状况做出快速准确的诊断。

（三）远程会诊

远程医疗运用了通信、计算机及网络技术，克服了地域限制，有效地突破了城乡、地区以及不同医院间医疗资源配置不均衡的约束，促进了医疗技术与资源的下沉，助力与完善分级诊疗制度。远程医疗对图像传输有着特殊的要求，一般情况的远程就诊需要1080P、30FPS以上的实时视频要求。而实际中绝大部分医院只能使用一般的公共网络进行远程会诊，过低的视频质量及图片质量还可能导致医生难以辨清病情。5G通信技术的出现，将4G条件下时延50—100ms缩短到1—10ms，从而实现远程病理诊断、远程医学影像诊断、远程监护、远程会诊、远程门诊、远程查体、远程病历讨论等。

四、系统功能

（一）地图子系统

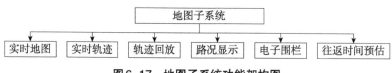

图6-17 地图子系统功能架构图

在救护车上通过车载行车记录仪设备，可实时回传车辆位置、经纬度、行驶速度、精确时间、方向、车辆状态等信息，能对超速、不按规定线路行驶、违规行驶等情况进行自动记录以便事后查询分析。这使救护车的管理更加得心应手，并提高了救护车的安全性。

平台接收车辆定位信息后，结合实时地图，显示车辆的地理位置和运行状态，为车辆调度管理提供科学的数据依据。在电子地图上，可随时跟踪车辆的行驶路线和地理位置。

（二）视频监控子系统

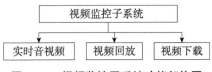

图6-18　视频监控子系统功能架构图

　　音视频是最直观的信息之一，在救护车行驶过程中车内的救护情况院方很难感知，因此产生了需要将前端随车图像和视频能及时回传到急救中心的需求，急救中心可联网观看无线传输过来的视频、音频，及时获取车内外的场景。在特殊和紧急情况下，能够及时介入指导救治。救援视频子系统要求使用维护方便、设备先进、操作简单可靠、易于扩充，且具有联网远程监控功能；能完全满足对图像质量、线路传输、图像处理、信号控制、用户控制等方面的要求。救援视频数据通过智慧急救平台、医院终端、紧急救援移动客户端可以实时展示、远程调取回放数据。

（三）医疗数据传输子系统

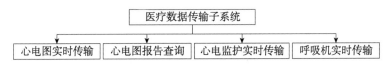

图6-19　医疗数据传输子系统功能架构图

　　医护人员在急救现场通常忙于抢救患者，无暇兼顾医疗数据的记录工作，为了减轻医护人员的工作量，因此需要有一套数据自动采集与传输系统，第一时间将患者的心电图报告、呼吸机数据、生命体征信息（心电、呼吸、血压、血氧、脉搏）远程传输到急救中心。可实现救护车与医院形成无缝配合的整体，把目前只能在医院等固定场所才能进行的远程会诊、现场指导、病情诊断、生化指标判读等工作前置于救护车，实现"进入救护车就相当于进了医院",这对于提高急危重症抢救成功率、提升急救专业队伍业务能力都将发挥重要作用。

（四）急救会诊子系统

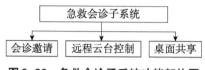

图6-20 急救会诊子系统功能架构图

急诊远程会诊系统打通了救护车辆与出诊医院专家的急诊急救通道，把出诊医院专家的救治方案直接移到一线，实现了随时对急危重病人进行会诊，特别是夜间急危重病人的救治会诊，极大地提高了病人的救治效果。通过急诊远程会诊系统，患者在救护车上就能直接连通医院专家，现场指导，及时为急诊病人提供服务支持、远程诊断，为患者争取最佳的抢救时间。不仅提升了急救水平，也提高了医院的就诊率，带动了医院医生的医疗水平。

（五）数据统计子系统

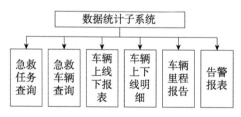

图6-21 数据统计子系统功能架构图

数据统计是将平台中各个环节产生的数据根据查询条件，生产报表，并可以将报表数据以Excel、PDF方式下载打印。支持急救任务查询，救护车查询，车辆上下线报表，车辆上下线明细，车辆里程报告，告警报表等。

（六）5G急救平台管理子系统

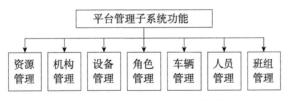

图6-22　平台管理子系统功能架构图

平台管理子系统包含8个模块，账号管理、资源管理、机构管理、设备管理、角色管理、车辆管理、人员管理、班组管理。

（七）急救掌上子系统

1.院内会诊掌上子系统

院内专家医护人员可通过院内会诊掌上平台去处理工作事务，查看患者信息从而给出治疗方案，这使得我中心与各医院之间的沟通交流更加方便。该系统还包括急救会诊、医疗设备数据查看、回顾等功能。

2.院前急救医生掌上子系统

掌上平台子系统主要用于院前医生的掌上终端，支持安卓系统的终端，医生可直接通过这个软件去处理工作事务，院前院内之间的沟通交流更加方便，电子病历也可以在运送途中完成。掌上平台子系统包括急救人员考勤、急救任务管理、时间节点跟踪、患者信息管理、急救电子病历、急救会诊。

五、系统集成

（一）5G救护车改造软件

1.救护车类型管理

在急救中心现有救护车管理中增加救护车类型管理。针对5G改造的救护车，提供配置、类型及关联通信协议管理。

2.心电数据模块

生成或者获取心电地址，调用和展示心电页面，心电地址关联任务信息，并存入中间库。发送告知时，地址自动绑定到告知单，并将地址信息推送给院内终端。

3.体征数据模块

提供与5G救护车的体征数据接口，实时接收第三方体征数据，关联任务信息，并存入中间库。

4.告知APP体征模块

添加和服务端的通信协议，获取第三方体征数据，发送告知时，自动绑定到告知单，并将体征信息推送给院内终端。

5.数据交互存储模块

对所有来自不同5G救护车的数据进行分类存储；对所有推送给5G救护车的数据进行分类存储。对交互过程中的故障或者系统其他相关信息也进行分类存储。

（二）电子病历服务软件

1.心电数据获取模块

根据对应的车辆信息，识别改造后的救护车，通过中间库读取心电信息，关联到每个患者的电子病历信息中，并返回到PAD端或者PC端供其查看或者回放。

2.体征数据获取模块

根据对应的车辆信息，识别改造后的救护车，中间库读取体征信息，关联到每个患者的电子病历信息中，返回到PAD端或者PC端供其查看或者回放。

（三）数据共享API服务

针对本项目，系统采用API接口的方式来对接区域健康服务平台支撑系统，可以帮助区域内接入医疗机构去管理、监控和分析对外发布的接口，保证接口的安全性与适用性。

六、建设方案

本项目通过构建5G院前急救信息平台，依托5G救护车，实现院前医疗急救和应急医疗救援资源管理、监测预警、分析决策、指挥调度、远程会诊、应急评估等功能。整体建设由三部分组成：车载终端系统、传输网络和调度指挥中心。

（一）车载终端系统

120救护车车载系统通过在车内安装车载终端、行车记录仪、5G单兵设备、摄像机、网关、医疗设备等，实现视频图像、音频数据、地理位置定位、医疗数据等信息采集，采集后的信息由5G网关发送给指挥中心。

（二）传输网络

通过5G专网将救护车音视频会诊信息、监控信息、医疗设备信息等数据实时、高清传输到急救中心会诊室。此外基于网络切片技术、专网、专线可以保证院前急救数据信息安全性，避免患者信息的泄露。

（三）调度指挥中心

北京急救中心调度指挥中心设置专席，执行日常监控、车辆监管、应急指挥。相关数据在政务云上进行存储。

七、系统应用成效

该项目以加强北京急救信息资源整合，提升院前医疗急救体系信息化程度为目标，以满足未来多年的技术和业务发展需求为基础，在广泛调研北京急救中心真实急救需求的基础上，融入5G虚拟专网、5G消息、北斗短报文等先进技术，打造5G院前急救一体化系统，实现5G救护车实时监控、调度系统实时推送5G信息、5G+急救单兵、北斗卫星短报文应急上报、医保系统脱卡和持卡实时结算、突发事件处置和重大活动医疗保障可视化动态管理等核心功能。

该项目已投入日常急救工作使用，仅2022年全年，通过5G技术实现心电监控图像传输6032次，适时建立远程会诊，大大提高了急救成功率。

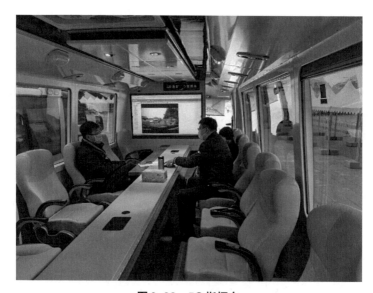

图6-23　5G指挥车

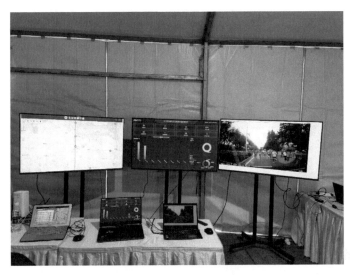

图6-24　5G远程监控

在2022年北京冬奥会中，利用5G移动ICU成功将一名胰腺炎患者从延庆冬奥村转运至北医三院，途中远程会诊+专家指导。

2022年11月6日，利用5G移动ICU成功将一名急性心梗患者送至医院，途中远程会诊+专家指导。

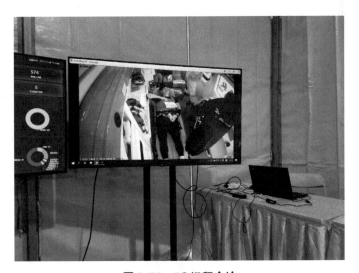

图6-25　5G远程会诊

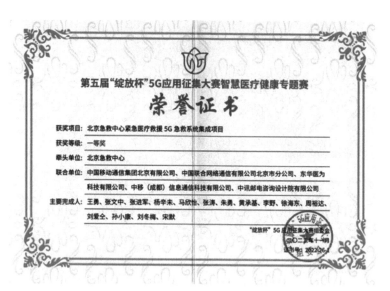

图6-26　北京急救中心荣获第五届"绽放杯"5G应用征集大赛智慧医疗健康专题赛
一等奖

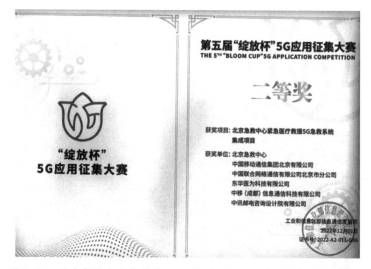

图6-27　北京急救中心荣获第五届"绽放杯"5G应用征集大赛二等奖

第四节　急救电子票据管理系统

一、系统概况

北京急救中心于2021年起升级了院前急救收费系统，实现院前急救患者的支付方式多样化，医保实时结算以及财务对账的便捷化，新系统极大地提升了服务效率和患者满意度。

该系统基于急救系统建设统一支付平台，实现统一结算管理，同时提供院前急救医保实时结算服务，支持通过电子医保卡进行医保实时结算。没有电子医保卡的情况下，支持通过医保实体卡及电脑端统一结算系统进行医保结算业务。

二、业务流程

相关急救系统通过统一支付平台提供的标准接口对接，院前急救过程中患者的基本信息、救治数据实时同步到平台急救数据库。救治完成后，院前急救医生调用患者结算订单，选择现金或医保进行结算，结算完成后，平台根据结算单生成电子发票以短信形式推送给患者，患者根据身份证或手机号完成本次急救的电子发票的查阅及下载。

三、系统架构

本项目旨在通过构建一个集中、统一、高效的全市范围内的支付平台，与市医保局对接，实现院前急救医保实时结算。同时，整合各类支付渠道，实现支付信息的共享和互通，提高支付效率，降低对账难度，增强数据安全，提升患者服务体验，并简化监管流程。为北京急救中心、市医保局等机构提供标准化服务接口，实现统一注册、统一认证，统一结算。通过该平台，患者可以享受到更加便捷、统一的支付服务，急救机构可以实现更加高效、安全的财务管理，监管部门则可以获得更加全面、准确的支付数据，从而更好地履行监管职责。

四、系统功能

（一）统一结算管理

平台提供院前急救患者费用统一结算功能，各急救机构通过服务接口，将院前急救数据包括患者信息、诊断信息、医嘱信息实时同步到平台。急救医生使用手持终端对患者进行收费时，调用结算服务接口，平台根据医嘱信息自动生成结算单。急救医生对结算单核对无误后，选择对应收费方式进行收费，支持现金支付、微信支付、支付宝支付、银联支付等方式。实现了院前急救患者的医疗费用实时结算，方便患者缴费，提升了急救患者就医体验。

1.收费结算

平台根据急救医生开立的医嘱自动生成结算单，急救完成后，院前急救医生对结算单进行核对，无误后，选择对应收费方式进行收费，支持现金支付、扫码支付等方式。

2.异常账目

支持管理员对异常账目数据进行处理，支持微信、支付宝的原路退回服务，支持对接金融机构提供银联退款和银企直连退款服务。

3.支付退款

支持管理员对已收费项目进行退款操作，支持微信、支付宝的原路退回服务，支持对接金融机构提供银联退款和银企直连退款服务。

（二）医保结算管理

平台提供院前急救医保结算功能，根据患者接受的急救服务项目和医保政策规定的报销标准，自动核算患者应付的医疗费用。将符合医保报销条件的费用提交给医保机构进行结算，确保患者能够及时获得医保报销。

进一步扩展了医保结算支付手段，实现院前急救医保移动付、直接付，优化院前医保报销流程，有效提升院前急救救治效率。

1.医保报销验证

在急救服务开始之前，系统根据采集到的患者信息会验证患者的医保资格，包括医保类型、参保状态等，确保患者享有相应的医保待遇。

2.费用核算与报销

根据患者接受的急救服务项目和医保政策规定的报销标准，系统自动核算患者应付的医疗费用。

系统会自动将符合医保报销条件的费用提交给医保机构进行结算，确保患者能够及时获得医保报销。

3.实时结算与对账

医保结算管理功能支持实时结算，即在急救服务结束后，患者只需支付个人自付部分，剩余部分由医保机构直接支付给医疗机构。

系统会定期与医保机构进行对账，确保结算数据的准确性和一致性。

提供微信/支付宝端医保门诊收费对账文件下载，微信/支付宝端医保门诊收费单边账校验，微信/支付宝端医保住院收费对账文件下载，微信/支付宝端医保住院收费单边账校验。

4.数据记录与统计

系统会详细记录每笔医保结算的交易信息，包括服务项目、费用明细、报销金额等，方便医疗机构和医保机构进行查询和统计。

通过数据分析，可以帮助医疗机构优化急救服务流程，提高医保结算效率。

（三）电子票据管理

平台实现院前急救医疗收费票据的电子化、规范化和高效管理。支付平台根据各急救机构不同的社会信用账户、医保代码、银行账户以及交易记录统一调用市财政局电子票据接口，自动生成电子票据，确保每笔交易都有相应的票据记录。电子票据可以通过电子邮件、短信、APP 推送等方式，及时发送给患者，方便患者随时查看和保存。

支持对特定时间段内的票据数据进行统计和分析，为医疗机构的财务管理和监管部门的监管工作提供数据支持。

1.票据生成与发放

系统根据支付平台中的交易记录，自动生成电子票据，确保每笔交易都有相应的票据记录。

电子票据可以通过电子邮件、短信、APP 推送等方式，及时发送给患者，方便患者随时查看和保存。

2.票据验证与查询

患者可以通过支付平台的查询功能，验证电子票据的真实性和有效性，确保收到的票据是合法和正规的。

同时，患者还可以随时查看历史票据记录，方便进行报销和核对。

3.票据存储与管理

电子票据以数字化的形式存储在支付平台的服务器上，实现了票据的集中存储和管理。

通过权限控制和安全加密措施，确保票据数据的安全性和隐私性。

4.票据打印与导出

对于需要纸质票据的患者，支付平台提供票据打印功能，患者可以在医疗机构或自助终端设备上打印出纸质票据。

同时，患者还可以选择将电子票据导出为 PDF 等格式，方便在其他场合使用。

5.票据审计与监管

支付平台提供票据审计功能，支持对特定时间段内的票据数据进行统计和分析，为医疗机构的财务管理和监管部门的监管工作提供数据支持。

（四）统一支付平台

支付平台是通过整合各类支付结算渠道，构建患者支付服务和急救费用管理以及医疗服务决策分析系统。通过患者支付行为构建医疗服务决策分析系统，有效利用医疗大数据，优化改进支付渠道和支付效率；通过业务数据和支付数据的统计分析、深度挖掘，为临床科研和管理决策提供有效支撑。

1.微信支付宝商户管理

提供入驻商户/支付账户的信息管理、微信/支付宝/银行/医保等多渠道管理、系统业务应用对接管理、后台管理操作员信息的增删改查、系统菜单授权以及账户分组权限角色管理等功能。

2.支付网关

支付网关系统连接包括微信、支付宝支付系统以及各银行的网上银行系统，为患者提供统一的网上支付和清算功能。

（1）支付类型：系统支持微信、支付宝钱包以及扫码、快捷支付、支付宝专用扫码支付等，提供统一的网上支付和清算功能。

（2）订单列表：查询订单号码、交易日期、订单内容、交易金额、手续费、交易结果、清算状态等。

（3）交易记录：通过登记号查询交易记录，让财务人员更快捷查账。

（4）退款处理：通过支付网关进行退款处理。

（5）三方对账：用户支付订单、核心业务系统（如HIS）订单和支付平台网关交易记录三方对账。

（6）坏账监管：针对一些单边账、坏账进行预警、监控，一致性校验，系统自动对账。

3.对账

（1）多渠道对账：支付平台支持包括微信、支付宝移动支付平台在内的多个渠道的账务对账功能。

（2）自动对账：后台收单行绑定急救中心开户行即可，不再需要单独与各银行人工逐一对账，在正常情况下系统会自动完成账务核对工作。

（3）差异账单：差异账单明细统计，一目了然。

（4）交易分析：自动生成日报汇总和明细。

（5）实时交易数据展示：图文形式直观展示实时交易数据。

4.医保凭证支付

支持医保在线脱卡支付，与医保系统对接，实现包括患者身份信息实名认证核实、医保挂号费用支付、医保诊间支付以及医保账户管理、医保财务对账和消息推送等功能。

五、应用效果

院前急救电子票据系统已于2022年投入日常急救工作中使用，仅2023年全年，北京急救中心有效车费票据133159张，有效医疗票据129990张，大大提高了急救中心财务管理效率。百姓通过公众号小程序可方便下载相关票据，提升了患者急救体验感受。

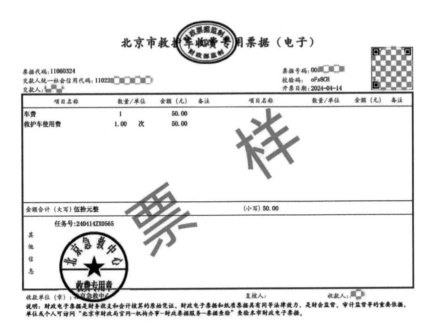

图6-28　救护车收费专用票据（电子）

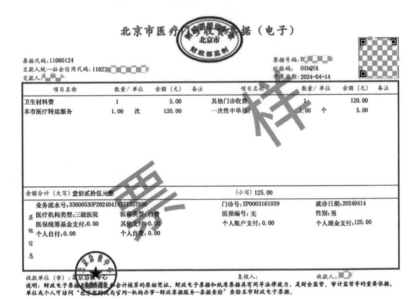

图6-29　急救医疗收费票据（电子）

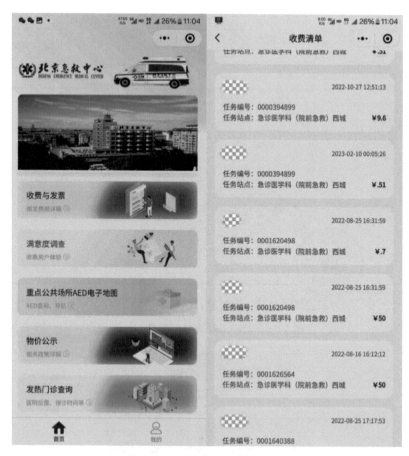

图6-30　手机移动端页面展示

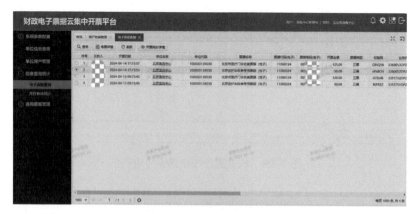

图6-31　电子票据管理平台展示

第五节　应急保障系统

为强化我市公共卫生应急管理体系建设，规范院前医疗救治，及时准确地收集各类突发事件信息，根据《关于加强首都公共卫生应急管理体系建设的若干意见》和《加强首都公共卫生应急管理体系建设三年行动计划（2020—2022）》工作要求，提升应急救治信息化能力和水平，北京急救中心自主研发了院前应急保障系统。

（一）系统概况

应急保障系统的研发为各类突发事件的现场救援、院内救治和科学研判提供了有力保障。在实际工作中，急救医生着重于开展医疗救治，而忽略了信息收集或因救援困难无法实时完成信息上报，如何更加快速便捷地反馈信息，在短时间、少操作的情况下，完成信息汇总统计，成为此次研发的重点。通过急救医生现场操作，利用局部网络，实时汇总分析医疗救治数据，生成图文报告，每30秒自动更新，确保快速、及时、准确完成统计数据。在系统设计中，充分考虑本单位实际工作职责，设计多场景、多范围、多病种的模块化报送系统，并考虑病情多样化、诊断复杂化，按照实际情况不断优化填报病种及诊断，利用快速选择的方式，最终形成适配化模块。这极大地解决了突发事件现场救治信息统计延迟、准确性低、科学性差的难题。

（二）应用场景

目前，应急保障系统由重要会议活动、突发事件、体育赛事保障、群众性体育活动等四个模块组成。

具体使用场景如下：

重要会议活动：

国家级会议活动、国际性会议活动、北京市重要会议活动等。

277

突发事件：

1.自然灾害：水旱灾害、地震灾害、地质灾害、森林火害、生物灾害；

2.事故灾害：危险化学品、核与辐射污染、矿山事故、建筑工程事故、特种设备事故、道路交通事故、城市轨道交通、道路桥梁、火灾、不明原因气体事故、人防工程事故；

3.社会安全事件：群体性事件、高校群体性事件、重大群体性上访事件、公共场所滋事事件、民族宗教群体性事件、重大恐怖事件和刑事案件、造成或可能造成外国人伤亡事件或一定政治和社会影响的事件；

4.公共卫生事件：重大传染病疫情、群体性不明原因疾病、重大动植物疫情、食品安全与职业危害、群体性预防接种反应和群体性药物反应、核和其他辐射事故。

体育赛事保障：国际综合体育赛事、国际单项体育赛事、国家综合体育赛事、国家单项体育赛事、北京市综合体育赛事、北京市单项体育赛事等。

群众性体育活动：马拉松、长跑节、健步走等相关活动。

（三）系统设计

为实现保障工作联络畅通、不同通信途径数据共享、安全便捷、及时全面、科学高效的指挥调度，兼顾视频会议、远程指导、音视频互动、统一设备、统一要求的标准，系统使用5G技术、云计算、大数据、人工智能等作为平台构建的技术支撑，同时兼容PAD、电脑和单兵等硬件数据传入设备。

应急保障系统由重要会议活动、突发事件、体育赛事保障、群众性体育活动等四个模块组成。

在突发事件处置及各保障活动中，医生填写电子病历，内容包括患者姓名、性别、年龄区间、身份类别、主诉、初步诊断、处置等，其中主诉与初步诊断按照常见多发疾病分类，根据如上病例填报，现场及时获取患者病情数据。

1.系统构成

信息系统由数据上报和现场指挥两部分组成。数据上报系统包括：医疗、急救、急诊、住院等模块。每个模块内又分为个案报告、数据审批、汇聚查询、明细总览、自动分析五个层级的数据管理层级。医疗保障数据利用权限控制，按数据分类制定数据利用控制，保障数据的安全性，防止越级访问。现场指挥系统在数据上报系统功能的基础上，实现每30秒数据信息更新，增加实时视频、图片等非结构化数据存储能力。建立患者转运的视频监控、精准定位、数据可视化及与一线医生联动反馈功能，实现现场扁平化指挥调度能力。

2.系统层级

根据多维化医疗保障体系的构建要求建立数据收集平台，为集成多个医疗卫生部门工作任务，统筹收集医疗资源，构成了多维度的医疗保障数据网络体系，包括市区两级医疗卫生机构层级，直属单位和每个工作单元依据保障需要可作为末端层级，也可在扁平化指挥时与区级卫健委同层并列，由市卫健委直接管理，详见图6-32。

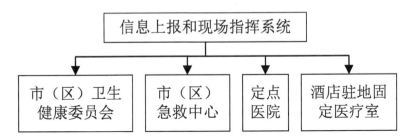

图6-32 信息系统市区两级和扁平化层级图

（四）系统功能

1.结构化病历

按照医疗文书书写通用要求涵盖姓名、性别、年龄、身份类别等基本信息和主诉、初步诊断、处置等医疗信息。结合疫情防控要求，纳入流行病学调查信息，全部实现保障现场和院前抢救现场，辅助检查受限，初步诊断设计了按疾病系统分类和病历中手填部分，以及追踪填报界面。详见表6-2。

表6-2　结构化病历填写单

接诊地点：		接诊时间：年 月 日 时 分		
患者姓名：	性别：□男□女	年龄：	联系电话：	
身份证号：				
身份类别：□运动员 □教练员 □媒体 □贵宾 □工作人员 □其他				
主诉：□头晕□头痛□晕厥□意识不清□眼部不适□牙痛□咳嗽□咽痛□恶心□呕吐□腹痛□腹泻□胸闷□胸痛□心悸□皮疹□外伤□发热□其他		初步诊断：□外伤□心血管疾病□上呼吸道感染□消化系统疾病□腹泻□腹痛□脑血管疾病□头晕待查□头痛待查□高血压□内分泌疾病□泌尿生殖疾病□皮肤疾病□眼耳鼻口腔疾病□发热□其他		
生命体征	体温：℃	脉搏：次/分钟	呼吸：次/分钟	血压：mmHg
损伤部位：□四肢 □胸腹 □头面颈 □背部脊柱 □呼吸道 □无明显损伤				
神志：□清醒　□嗜睡　□昏睡　□昏迷　□模糊　□谵妄				
核酸检测情况：□阳性 □阴性				
处置：□吸氧 □监护 □心电图 □血糖 □包扎止血 □复位固定 □CPR □口服药 □静脉输液□肌内注射 □其他				
转归：□现场 □转院				

2.设备兼容

病历数据实现了 PAD 和 PC 版兼容的录入界面。通过连接平板电脑、笔记本电脑、智能显示屏、视频终端等硬件设备，医疗数据实现了实时录入、转输、存储，用户可以在多个端口协同工作，实时发送待办消息智能提醒。在保障活动期前，根据医疗保障点、救护车组需求统一配发平板电脑或利用现有硬件设备实现现场医疗保障点位同步诊治和数据录入。

3.质量控制

全流程、全场景、全角色管理。信息系统围绕病人为中心，从信息录入，到信息传输及处理，再到数据分析，贯穿整个业务流程。在支持信息快速录入确保在及时上报的基础上，数据回填设置功能实现了数据质量管理。信息系统设置专人24小时值班进行字典库自定义修改，涉及保障项目、场地等，以满足不同时间或空间的保障场景。

培训和测试演练。在使用信息系统的大型活动前，北京急救中心组织使用者进行设备使用和系统功能的培训。通过活动的彩排和演练活动，试填报信息系统，完成数据录入分析的全流程测试，确保信息系统从用户端到终端闭环质量控制管理。

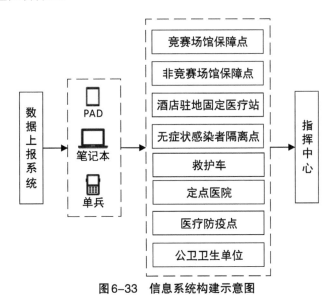

图6-33　信息系统构建示意图

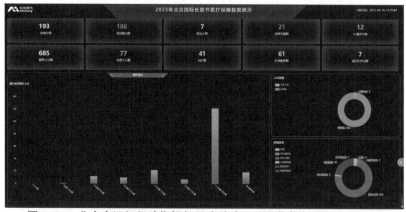

图6-34 北京市运行保障指挥部医疗防疫工作组指挥部可视化展示图

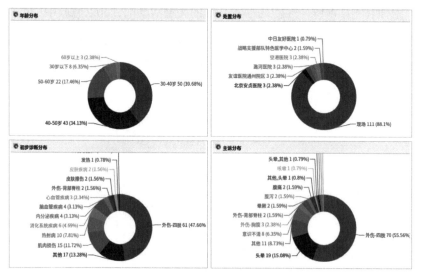

图6-35 北京某体育活动数据分析展示

（五）建设情况

应急保障系统完善了信息统计报送的方式，有效增加了信息报送的准确性、实效性、科学性，现场处置医生根据实际情况及时填报，实时完善新发救治转运病例，让统计和汇总融为一体，利用数据分析等方式直观清晰反馈救治情况。有助于规范本市院前医疗急救信息报告，加强日常院前医疗急救工作管理，及时有效应对各类突发事件。

（六）关键问题

紧紧围绕应急保障工作核心要求，持续优化完善系统应用，安全稳定运行，实现指挥部与各医疗防疫卫生保障点位、保障单位及有关部门的通信联通和数据互通，达到数据全面收集、科学统计、便捷展示、分权查询，加强人员培训和设备、系统、账号管理，杜绝失/泄密事件，确保数据和信息存储和使用安全。

（七）应用效果

医疗保障与季节、天气、患者性别、年龄、活动强度都有相关性，为了保证活动的顺利进行，要充分准备、临场应变、及时处理，才能为全体参与人员提供生命健康支持。现场救治情况通过该系统实时传送到各级指挥部，有助于及时清晰掌握现场参与人员生命健康情况。

在建党100周年、2021年中国国际服务贸易交易会、北京冬奥会、冬残奥会等活动中充分应用应急保障系统，通过病历填报，局域网传输，数据分析，利用彩色饼状图直观体现，科学化、标准化地为现场指挥部统筹协调与科学研判决策提供了明确的数据支撑。北京急救中心研发的应急保障系统得到了指挥部的高度认可。